【 치유엔 요가, 요가엔 호흡 】

_____ 님께

치유가 필요한 당신에게
요가와 호흡의 기적을!

_____ 드림

지금 당신의 몸은
살이 찐 상태일까요,
부은 상태일까요?

'살'이라는 말은 흔히 지방이라는 의미로 사용되기
때문에, 살을 빼기 위해서는 적게 먹고 많이 움직여야
한다고 생각하기 쉽습니다. 하지만 '살'은 뼈를 제외한
부드러운 조직 전체를 가리킵니다. 부드러운 조직의
대부분은 지방이 아니라 근육입니다. 식습관의 커다란
변화가 없는데도 갑자기 살이 쪘다면, 지방이 늘어난
것이 아니라 근육이 부풀어 오른 것일지도 모릅니다.

저자가 상담했던 대부분의 사람들은 살이 쪘다고
말했지만, 실제로는 근육이 부어 통증을 느끼고 불편함을
호소하는 경우였습니다. 이 상태로 적게 먹고 많이
움직이면 어떻게 될까요? 당연히 힘들고 더 아파지게
마련입니다. 다이어트에 도전했다가 실패하는 사람들이
많은 것은 자신의 몸 상태를 잘 모르고, 맞지 않는 방법을
고집했기 때문입니다.

다이어트를 제대로 하려면 순환이 잘 되는 건강한 몸을
만드는 것이 먼저입니다. 불편한 증상 중 상당수는 몸이
강해지면 저절로 사라집니다. 특히 근골격계 통증은
적절한 요가와 호흡이 병행된다면 치유되어 사라지는
증상이 대부분입니다.

이 책은 치유요가와 확장호흡을 통해 모든 사람들이
건강한 삶을 누릴 수 있기를 바라는 마음에서
시작되었습니다. 아프거나 몸이 유연하지 못한 사람들도
쉽게 할 수 있도록 정리한 치유요가 안내서입니다.

치유엔 요가가 좋습니다
요가엔 호흡이 필숩니다

치유엔 요가
요가엔 호흡

자세만으론 치유되지 않는 우리 몸의 비밀

권익선 지음
Spine 자연치유요가센터 원장

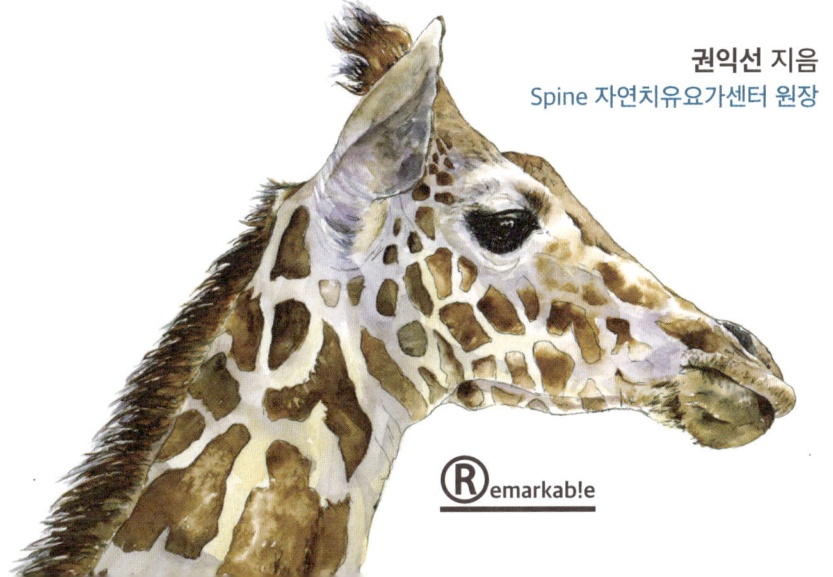

치유요가 수련 소감들

김○숙 (53세 여)   치유요가와 호흡을 시작하고 나서 가장 크게 변화된 점은 오래 걷지 못할 만큼 좋지 않았던 체력이 한두 달 이후부터 점점 좋아지더니, 이제 한 시간 이상을 걸어도 별로 피곤하지 않게 된 것입니다. 어깨 통증도 편안해졌습니다. 지금은 체력이 더 좋아지고 식사량도 줄었습니다.

김○경 (55세 여)   고3을 담당하고 있는 교사입니다. 처음 치유요가를 시작하게 된 계기는 칠판 글씨를 쓸수 없을 만큼 팔을 높이 올릴 수 없는데다 통증도 심해서였습니다. 병원에서는 어깨에 석회가 끼고 회전근개염이 있다고 하여 여러 치료를 했지만, 별다른 차도가 없었습니다. 동료 선생님의 소개로 접하게 되었는데 지금은 팔을 사용하는데 아무런 지장을 받지 않을 만큼 좋아졌습니다.

박○규 (25세 남)   몸을 많이 쓰는 일을 하는 탓인지 평소 불면증에 시달리고, 항상 묵직한 느낌이 들고 늘 불편했었습니다. 치유요가 수련을 하고부터는 무엇보다 잠을 편안하게 잘 수 있어서 좋았습니다. 아침에 일어날 때 묵직하고 피곤한 느낌이 사라지고, 편안하고 개운한 느낌으로 일어날 수 있게 되었습니다.

박○경 (65세 여)   좌골신경통으로 인한 다리 통증과 다리를 제대로 쓸 수 없었습니다. 요가를 시작하고 나서 몸이 조금씩 가벼워지더니, 굽어 있던 등이 서서히 펴지기 시작했습니다. 지금은 걸음걸이가 팔자에서 일자로 바뀌고 불편했던 통증도 사라졌습니다. 현재 5년 넘게 요가 수련을 하고 있는데, 체력도 월등히 좋아졌습니다.

박○진 (49세 여)   왼쪽 어깨가 옷을 입지 못할 만큼 아프고, 허리가 늘 불편했습니다. 병원에서는 어깨 통증을 석회로 인한 것으로 판단하였고, 체외충격파 치료를 20회이상 받았지만 호전기미가 보이지 않아 지인의 소개로 요가 수련을 하게 되었습니다. 어깨 통증이 사라지고, 허리가 가벼워져 쭉 요가를 수련하고 있습니다.

박○현 (50세 여)   10년 넘게 에어로빅과 요가 등 다양한 체형관리를 했는데, 언제나 다시 원래 상태로 돌아오곤 했습니다. 치유요가를 시작하여 굽었던 등이 펴지고 결리던 목과 어깨의 불편함이 사라지면서 가벼운 상태를 유지하고 있습니다. 무엇보다 하체에 힘이 생기고 체력이 좋아져서 일상생활에 큰 도움을 받고 있습니다.

박○섭 (57세 남, 퇴역군인)   허리와 다리의 통증이 심해져 상체를 세울 수도 없고 제대로 걸을 수도 없었던 차에 교정을 받으러 요가원에 방문했습니다. 병원에서는 디스크 절단 수술을 권유했지만 교정 후 통증이 감소하는 것을 보고 확신을 얻어 요가를 시작했습니다. 이후 통증이 심해지는 고비가 두 번 정도 찾아왔지만, 고비를 잘 넘기고 나니 다시 예전처럼 뛰어다닐 수 있을 만큼 체형이 바르게 바뀌고 다리와 허리가 편안해졌습니다.

안O태 (47세, 남)   병원에서는 좋아지기 힘든 케이스라고 했던 만성 허리통증 환자였습니다. 일을 많이 해서 그런지 어깨가 떨어져 나갈 것 같은 통증과 체형이 구부정하고 등이 많이 굳어 등과 허리가 항상 아팠습니다. 소화가 잘 안되고 항상 속이 불편하며 변비도 심했습니다. 처음 반신반의하며 시작한 요가 수련이 벌써 2년 6개월이 지나가고 있는데, 그동안 제가 겪고 있던 통증과 불편함들이 사라지고 없습니다.

원O순 (51세 여, 교사)   요가에 관심만 있었지, 일반적인 요가 수련에는 흥미를 느끼지 못했습니다. 그러다가 아들 녀석의 등이 너무 굽어 있고 허리도 아프다고 하여 병원에 갔다가 알게 되어 척추교정을 목적으로 요가원에 갔다가 치유요가를 시작했습니다. 예전 같았으면 입원할 정도의 사고가 몇 번 있었는데, 별다른 부상없이 요가와 휴식만으로 후유증을 치유할 정도로 몸이 강해졌습니다. 몸매가 무너지지 않고 유지되니 참 좋습니다.

유O심 (70, 여)   항상 무릎보호대를 하고 나와야 등산을 하든 운동장을 걷든 약간의 운동을 할 수 있을 정도로 무릎에 심한 통증이 있었습니다. 이 나이에도 몸관리를 위해 운동을 이것저것 하는 편이었는데, 대부분 무릎보호대 없이는 제대로 할 수가 없었습니다. 치유요가를 시작하고 나서는 무릎 보호대나 복대 없이 자유롭게 운동을 할 수 있게 되어 너무 놀랍고 좋습니다.

이O분 (70, 여)   예전에는 다리와 허리가 아파서 병원 물리치료를 받았습니다. 걷기 힘들었는데 치유요가를 하고 나서부터는 걷기가 즐겁고, 통증 때문에 찡그리고 다니던 얼굴도 밝아져서 매사에 활력이 넘치고 늘 웃고 다닙니다. 언제부터인지 모르게 다리에 힘도 생기고 쭈글쭈글 하던 허벅지가 탄탄해진 것을 느낍니다.

이O희 (39, 여)   치유요가를 시작한 지 1년 정도 되었습니다. 사무직이라 등이 많이 굽고 체력도 저질 체력이었는데, 등도 많이 펴진 느낌이고 덩달아 체력이 무척 좋아졌습니다. 치유요가 강추합니다!

이O선 (65세 여)   허리가 너무 약해서 툭하면 쓰러지는 바람에 남편이 부축을 하거나 심할 때는 구급차에 실려 병원으로 갔었습니다. 온갖 치료(신경차단술, 프롤로치료 등 다양한 시술들)를 다 받고 한참은 쉬고 요양을 해야 간신히 좀 괜찮아지곤 했었는데, 우연히 치유요가를 시작하면서부터 서서히 허리에 힘이 생기고 아파서 쓰러지는 일이 확실히 줄다가 지금은 허리가 아파서 주저 앉거나 병원에 가는 일은 없게 되었습니다. 더불어 지인들이 자세와 체형이 너무 좋아졌다고 칭찬을 합니다.

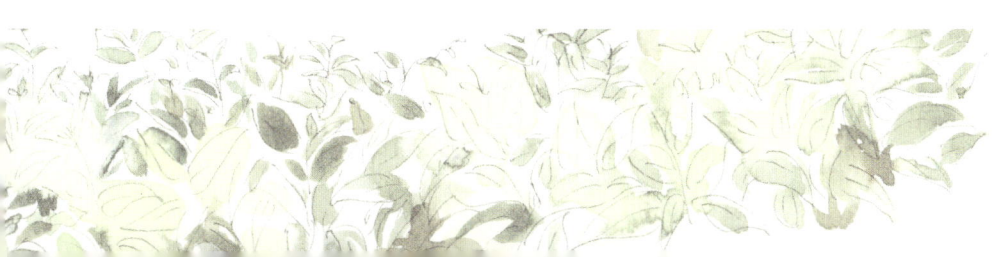

이○희 (66세 여)   어느 순간부터 다리가 오다리처럼 변해가더니 무릎이 아파서 제대로 걸을 수가 없었습니다. 병원도 가고 발가락에 교정기도 끼워보고 신발도 사보고 해볼 수 있는 것은 다 해보았지만, 별다른 차도가 없었습니다. 같은 성당에 다니는 분이 소개를 해서 치유요가를 시작하게 되었습니다. 이제는 특별히 무리를 하지 않으면 걷는 데 별다른 지장을 받지 않을 만큼 다리가 펴지고 걷는 것도 편해졌습니다.

전○희 (53세 여)   길을 가다 우연찮게, 코어 근육을 강하게 만드는 요가라는 문구에 관심이 가서 시작하게 되었습니다. 좀 다른 운동 정도로 생각했는데, 생각지도 않게 어깨가 좋아지기 시작했습니다. 평소에 팔이 잘 들리지 않고 아팠던 어깨라 포기하고 있었는데, 차츰 좋아지더니 자유롭게 팔을 움직일 수 있어 너무 기뻤습니다. 또 부실했던 하체가 강해지면서 덩달아 체력까지 좋아졌습니다. 멀리 여행을 다녀와도 몸이 버터내고 괜찮은 것이 모두 치유요가 덕분이라고 생각합니다. 좀 더 빨리 시작했으면 좋았겠지만, 이제라도 치유요가를 만나 제 삶이 더 수월하고 편안해진 것에 감사하고 있습니다.

조○스님 (35세, 여, 종교인)   대전에서 치유요가를 배우기 위해 원주로 왔습니다. 불교공부를 하면서 참선이나 명상을 하려니 몸이 편하지 않아 몸을 단련할 수 있는 수행법을 찾게 되었고, 우연히 알게 되어 제대로 된 호흡과 신체 단련법을 배우기 위해 먼 길 마다 않고 오게 되었습니다. 역시 참선 수행에 필요한 것이 요가 수련이라는 것을 알게 되었습니다. 얼마 되지 않았지만 조금씩 좋아지고 있습니다. 여러 수행자들에게 권하고 싶습니다.

지○원 (48세, 여)   금융계통에서 일을 하다보니, 체형이 점점 무너지는 것 같아 요가에 관심을 가지게 되었습니다. 평소 복부에 힘을 주고 자세를 바르게 하려고 노력하는데 마음먹은 것처럼 쉽게 되지 않았습니다. 치유요가를 시작하고 자세를 바로 하기가 쉬워지고 몸이 다듬어지는 느낌을 받았습니다. 특히 확장호흡은 자세를 바르게 하려는 움직임과 잘 맞아떨어져 몸을 편안하게 만들어주었습니다.

조○희 (48, 여)   3년 전 다니던 요가원이 갑자기 폐업하는 바람에 찾은 요가원이었습니다. 이전 요가원에선 유연성 위주로 했는데, 여기서는 원장님이 호흡법을 강조하셨습니다. 덕분에 마음을 안정시키며 이전에는 잘 쓰지 않았던 근육을 사용하여 체력을 많이 높였고 힘도 생겼습니다. 예전에는 요가를 해도 허리 통증과 다리 저림이 있었는데 치유요가와 호흡을 통해 많이 완화되었습니다.

김○아 (27, 여)   중학교 때부터 허리와 다리가 저리고 앉아 있는 게 힘들 정도로 아프기 시작했습니다. 처음엔 성장통이라 생각했지만 아니더라고요. 병원에서 정밀검사도 받고 성인이 되고 나서도 꾸준히 물리치료와

약물치료를 받았습니다. 하지만 치료 받을 때 뿐이고 통증은 점점 심해졌습니다. 요가를 다니기로 결심했고 열심히 다녔습니다. 처음 한달은 적응기로 통증도 그대로고 몸살 기운도 있었습니다. 이제 다리 저림과 통증은 사라지고 호흡을 통해서 몸이 많이 가벼워졌습니다. 무엇보다 앉아 있을 수 있는 시간도 길어졌습니다. 자신감과 의지, 강해져야겠다는 욕심이 생깁니다. 만성 허리 통증으로 고생하시는 분들에게 강력 추천합니다.

강○옥 (52,여, 주부) 친구의 소개로 치유요가를 접하게 되었습니다. 요가를 한 적은 있지만 이번 만큼 오랫동안 꾸준히 한 적은 없었습니다. 개개인별로 맞춤 수업을 하는 것이 좋았습니다. 호흡법을 강조하는 것도 특별했습니다. 무리하지 않고 편안한 마음으로 요가를 다녔는데 평소에 어깨가 자주 뭉치고 몸이 무겁게 느껴졌던 것을 어느새 잊고 지내게 되었습니다.

유○선 (55세, 남, 소아과 의사) 8년 전에 아내 소개로 요가를 시작했습니다. 아내가 무릎이 좋지 않아 시작한 요가였는데, 통증도 훨씬 덜해지고, 몸도 가벼워지니 같이 하자는 것이었습니다. 처음에는 내키지 않았지만, 딱히 좋아하는 운동도 없고 몸 관리 차 요가를 시작하게 되었습니다. 고질이었던 목과 어깨 결림, 등이 뻐근하던 증상이 사라졌습니다. 앞으로도 요가를 통해 건강과 체력을 유지하려 합니다.

권○수 (64세, 남) 공무원 퇴직을 하고 나서, 제2의 인생을 준비하고 있습니다. 가족들의 권유로 아내와 함께 요가를 시작했지만 많은 변화를 경험하고 있습니다. 헬스장에서 운동할 때는 아무리 열심히 해도 배가 들어가지 않았고 책상 앞에 조금만 앉아 있으면 목과 등은 물론이고 가슴이 답답한 증상에 많이 불편했는데, 요가를 하면서부터는 배도 많이 들어가고 몸도 정말 많이 편해졌습니다. 아직 호흡이 잘 되는 것 같진 않지만 그래도 요가는 앞으로 제 남은 인생 동안 정말 필요한 운동이라고 생각합니다.

최○정 (50, 여) 교사라서 많이 서 있을 수밖에 없는데 그 동안 바르지 못한 자세로 고관절에 무리가 있어 힘들었습니다. 그때 요가를 처음 접했고 몸이 나았습니다. 여러 가지 사정으로 두 달 정도만 하고 못했는데 아이들이 모두 대학에 진학하고 비로소 제 시간을 갖게 되면서 다시 요가를 하고 있습니다. 이제 심지어 나도 모르게 출퇴근 시간 운전을 하다가 호흡을 하고 있는 나를 발견하게 됩니다.

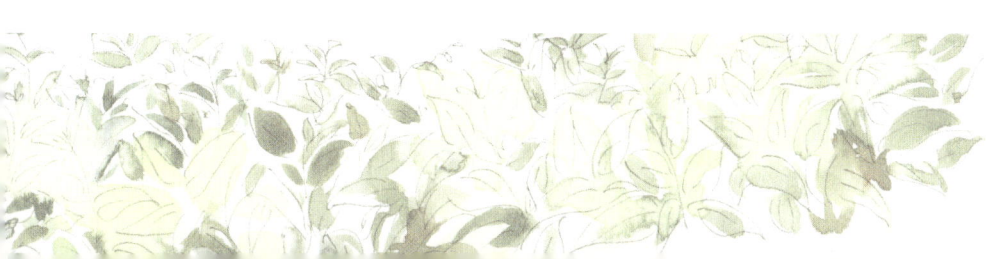

서문

아플수록 요가하며 호흡하세요

건강에 관심이 있는 사람이라면, 속근육 이야기를 한 번쯤 접해보았을 것입니다. 속근육(코어 근육)의 상태가, 건강과 수명은 물론 통증에도 커다란 영향을 끼치기 때문이죠. 속근육 관련서들을 살펴보면, 예외 없이 요가 자세들이 등장합니다. 어떤 책들은 ㅇㅇ운동법이라는 식으로 이름을 지어 소개하지만, 누가 봐도 요가 자세인 동작들을 사용합니다. 속근육 단련에는 요가 자세가 매우 효과적이기 때문입니다.

정작 속근육 단련법을 소개하는 책들 중에 속근육의 성질을 제대로 이해하고 쓴 책은 거의 찾아볼 수 없어 안타까웠습니다. 이렇게 단언하는 이유는, 속근육의 성질상 산소가 많이 필요하고 반드시 효율성 높은 호흡법을 병행해야 하는데도 대부분은 호흡법에 대해 언급조차 하지 않거나 효과가 미흡한 복식호흡을 소개하기 때문입니다. 속근육 단련을 위해 요가 자세를 제시하면서도, 요가 수련의 목적과 체계를 이해하지 못한 채 단편적인 자세들 위주의 근시안적인 접근에 그치고 있습니다.

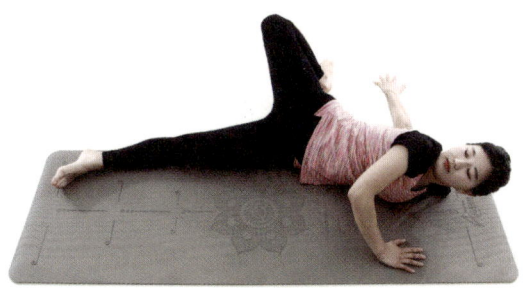

사실 요가에서 이야기하는 치유는 단순하게 증상만 가라앉히는 수준이 아닙니다. 치유를 위한 요가는 근본적으로 속근육 강화를 통해 전신의 체력을 높이고 몸과 의식을 성장시킵니다. 아울러 병마가 침범하지 못하도록 정도의 강인한 신체를 만듭니다. 즉, 몸이 강해지면 불편한 증상은 저절로 사라진다는 것이 요가가 바라보는 치유의 관점인 것이죠. 강하고 유연한 몸을 가지고 나서야 비로소 자신의 삶을 주도적으로 선택하며 살아갈 수 있는 명상적인 상태가 됩니다. 요가는 몸이 강해져야 명상이 일어난다는 원리에 입각하여 그 체계가 발달해왔습니다.

이러한 육체 성장의 원리에 필수적인 것이 바로 의식적인 호흡과 체계적인 아사나(자세) 수련입니다. 2부에서 소개하는 '강해지는 요가 수련 체계'는 가장 강한 하타요가라고 일컫는 '아쉬탕가 빈야사 요가'의 핵심 체계를 바탕으로 하고 있습니다. 강한 요가라는 말 때문에 겁 먹을 필요는 없습니다. 몸이 유연하지 않은 사람도 충분히 할 수 있습니다.

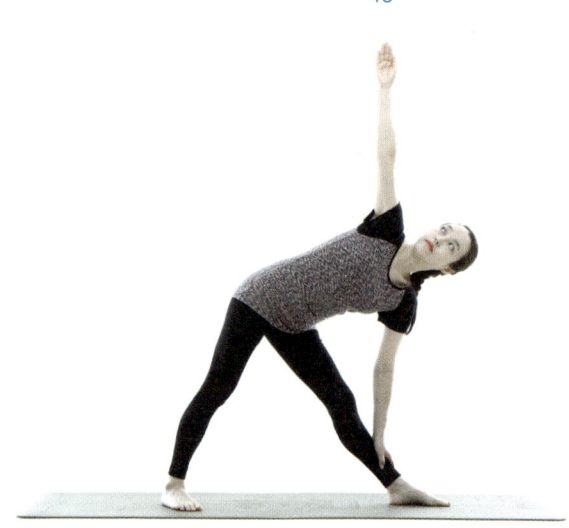

멋진 연결동작이나 어려운 자세 때문에 요가의 강도가 강하다고 말하는 것이 아닙니다. 합리적인 자세를 집중하여 실시하는 방식으로 몸을 빨리 성장시키는 치유요가입니다. 필수적인 자세와 방법만 이해한다면, 누구나 할 수 있고 누구나 강해질 수 있습니다.

이 책은 의식적인 호흡(확장호흡)과 체계적인 아사나 수련 방법이 왜 필요한지를 과학적인 관점으로 살피고 체득하게 도와줍니다. '요가에는 이런 종류가 있고, 요가 수련이란 이런 것이다'라고 소개하는 식의 비슷비슷한 요가 서적들과는 목적부터가 다릅니다.

저자 스스로 요가와 호흡을 통해 통증을 이겨내고, 십 수 년 간 요가원을 운영한 경험으로 책을 썼습니다. 1부의 스토리 속 인물들은 실제 회원들과 그들이 했던 이야기들을 거의 고스란히 담아내고 있습니다. 2부에 소개된 요가 자세의 모델들 역시 모두 불편한 몸의 증상을 요가 수련으로 극복하고 지도자가 되신 분들입니다.

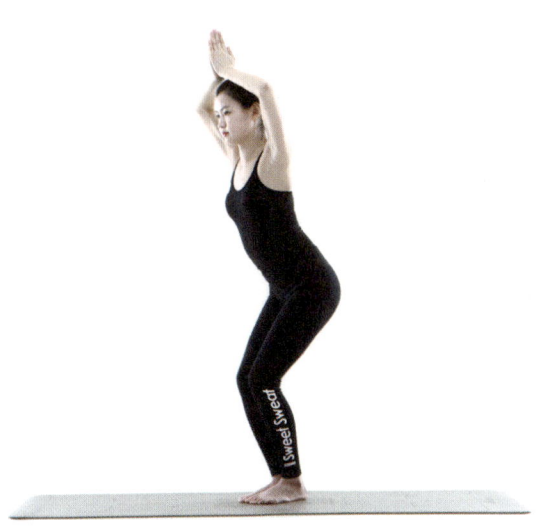

이런 이야기를 하는 이유는 독자 여러분들이 적극적으로 이 책을 검증해주시기를 원해서입니다. 책의 내용대로 요가와 호흡을 하고 있는데도 몸에 아무런 변화가 없다면, 저에게 연락을 주시거나 찾아오셔도 좋습니다. 속근육의 특성상 완전한 치유의 결과를 내기까지 시간이 다소 걸리겠지만, 치유요가와 확장호흡을 꾸준히 하신다면 통증이 사라지는 체험은 그리 오래 걸리지 않습니다.

제 의견에 귀를 기울여주시고, 오랜 시간 용기를 내어 요가 수련을 하고 계신 요가원 회원분들에게 진심으로 감사드립니다. 더불어 이 책이 세상에 나올 수 있도록 물심양면으로 힘써 주신 출판사와, 언제나 옆에서 한결같이 용기를 주는 사랑하는 가족들에게도 감사의 마음을 전합니다.

2017년 가을, 원주에서
권익선

차례

치유요가 수련 소감들   4

서문_아플수록 요가하며 호흡하세요   8

1부_어느 날 나는 치유요가를 만났다   15

80세 노파에게 일어난 기적   17
할머니에게 무슨 일이 있었나 • 기적의 운동법이 겨우 요가? • 나에게 요가란, 명상 아니면 다이어트 운동 • 의심이 아니야, 두려움이야.

헬스보다 강하고 걷기보다 쉬운 요가의 정체!   23
아픈 사람이 할 수 있는 요가는 따로 있다? • 비만인지 부은 것인지 그것이 알고 싶다 • 내 몸은 왜 부어 있는 걸까? • 우리 몸이 붓는 3가지 이유 • 우리 몸은 산소가 필요하다 • 이런 요가원은 처음보네... • 설렁설렁 요가의 진가! • 설렁설렁은 대충대충이 아니다 • 요가와 스트레칭의 차이

호흡, 제대로 알고 있는가?   47
초보자의 요가 호흡 • 요가에 복식호흡은 없다! • 단전호흡이 건강과 상관이 없다고? • 내 몸에서 일어나고 있는 변화 • 본격적인 요가의 세계로

내가 몰랐던 내게 필요한 요가!   67
워크숍 풍경 • 우리 몸의 두 가지 근육 • 디스크와 협착에 대한 오해 • 스트레스도 통증의 원인이다!

확장호흡과 함께 완성되는 치유요가   85
내 몸을 살리는 유일한 방법, 호흡 • 그 어떤 운동보다 요가를 먼저 해야 하는 이유 • 호흡이 없으면 요가가 아니다 • 확장호흡, 이렇게 호흡해야 한다 • 긴장을 풀어주는 누워서 하는 호흡연습

요가를 통해 남자들이 강해지는 이유   107
우리 요가원의 명성 • 이 시대의 남편들이여, 그대들에게 필요한 것은 요가 • 진정한 노후대비는 건강이다 • 등만 펴도 통증이 사라지고 활력이 생긴다

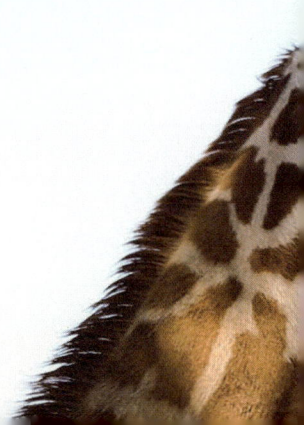

2부_치유를 넘어 몸이 강해지는 요가와 호흡　　132

몸풀기만 잘해도 통증이 사라진다　　134
- 아플수록 확장호흡!　　135
- 팔꿈치와 손목의 통증 해결을 위한 몸풀기　　138
- 발목과 발바닥을 편안하게 만드는 몸풀기　　142
- 잘 붓고, 피곤한 다리를 위한 순환 자세　　146
- 어깨와 날개뼈 통증 잡는 몸풀기　　154
- 목과 머리의 편안함을 위한 몸풀기　　158
- 허리 통증과 복부의 부기를 제거하는 몸풀기　　162

강해지는 치유요가!　　168
- 첫 번째 자세연결 시스템 Spine sequence Basic Level 1　　170
  - 서서 하는 자세　　171
  - 누워서 하는 자세　　178
- 두 번째 자세연결 시스템 Spine sequence Basic Level 2　　182
  - 서서 하는 자세　　183
  - 앉아서 하는 자세　　190
  - 누워서 하는 자세　　194
- 세 번째 자세연결 시스템 Spine sequence Basic Level 3　　200
  - 서서 하는 자세　　201
  - 앉아서 하는 자세　　216
  - 누워서 하는 자세　　219

진정한 휴식을 위한 의식적인 이완법　　224

치유요가 Q&A　　230

※ 2부에는 주요 동작을 동영상으로 볼 수 있는 QR코드가 배치되어 있습니다.

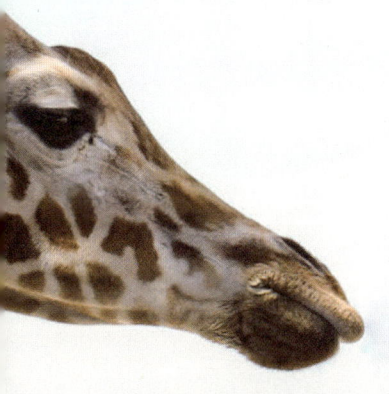

1부

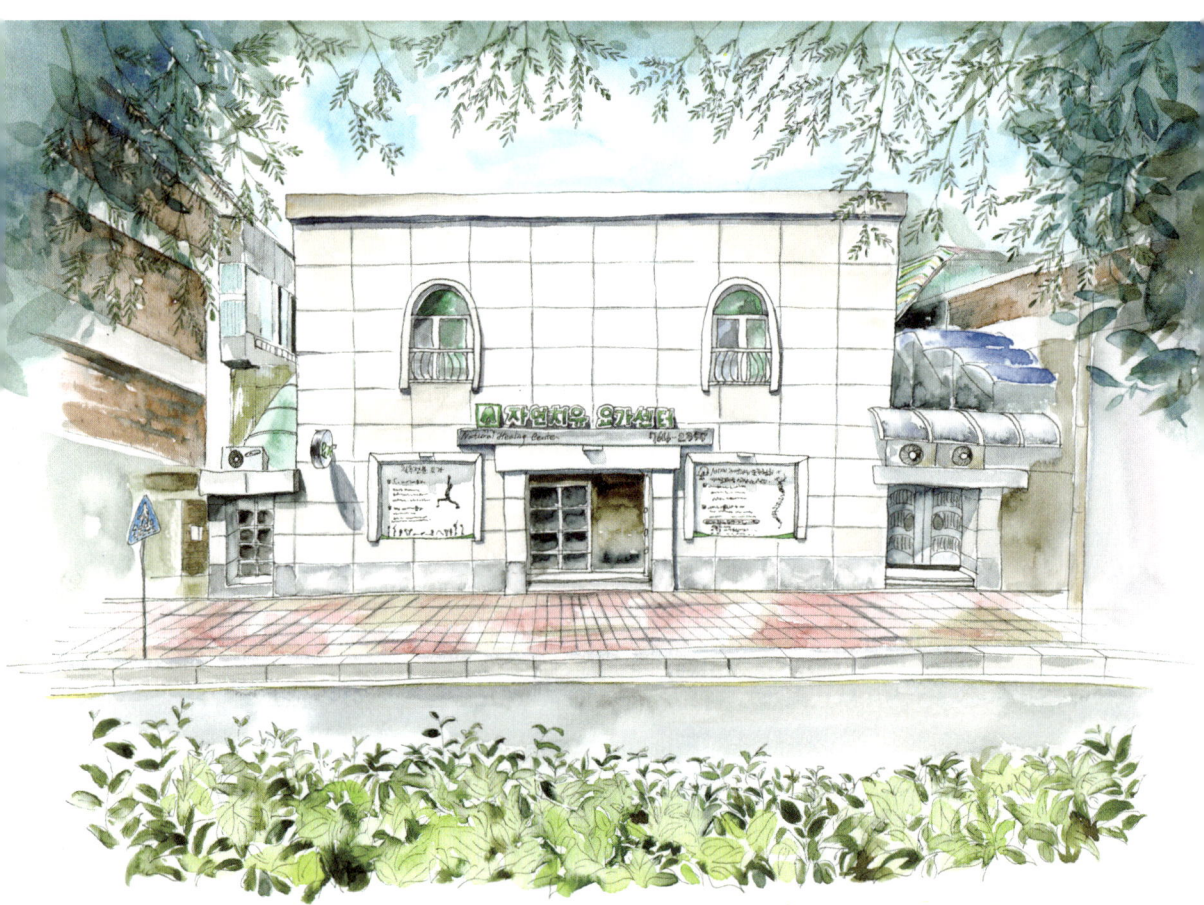

어느 날 나는 치유요가를 만났다

80세 노파에게 일어난 기적

헬스보다 강하고 걷기보다 용한 요가의 정체!

호흡, 제대로 알고 있는가?

내가 몰랐던 내게 필요한 요가

확장호흡과 함께 완성되는 치유요가

요가를 통해 남자들이 강해지는 이유

80세 노파에게
일어난
기적

【 할머니에게 무슨 일이 있었나 】

꽃샘추위가 기승을 부리던 2월의 어느 날, 청탁 받은 원고를 마무리하고 홀가분한 마음으로 카페에 나왔다. 아이들 뒤치다꺼리와 밀린 원고 작업 때문에 주변을 둘러볼 기회가 별로 없었던 내게, 모처럼 찾아온 한가한 오후였다. 40대 중반에 들어선 나이 탓인지, 몸 생각을 안 하고 지내서인지, 오늘 따라 유난히 온몸이 무겁고 뻐근하다.

나른하고 몽롱한 상태로 무심결에 창밖을 내다보고 있는데, 건널목 저편에서 낯익은 사람이 걸어오고 있었다. 누굴까? 회색 울로 짠 페도라를 쓰고 분홍색 가디건에 연두색 바지 차림, 얼굴은 분명 옆 동 아파트에 사시는 80세 할머니였다. 그런데 왠지, 할머니 걸음걸이가 평소와는 다르게 보인다. 평소 무릎이 좋지 않아 구부정한 자세로 더듬더듬 걸으시던 그 모습이 아니었다. 허리를 꼿꼿하게 세우고 마치 모델이 걷기라도 하듯 여유 있고 나긋나긋하게 건널목을 건너, 커피숍 앞을 유유히 지나가셨다. 그 모습이 하도 신기해 한참동안 그쪽을 바라보며 멍하니 앉아 있었다.

집에 돌아온 후에도 한동안 할머니의 우아한 걸음걸이가 계속 아른거렸다. 내 걸음걸이가 할머니의 걸음처럼 우아해 보이지는 않을 것 같았다. 갑자기 궁금증이 솟아올랐다. 도대체 할머니에게 무슨 일이 있었던 것일까?

【 기적의 운동법이 겨우 요가? 】

나는 서글서글한 성격 덕분에 이웃들과는 꽤 잘 지내는 편이다. 옆 동 할머니와는 오래 전에 무거운 짐을 몇 번 들어다 드리며 친해졌었다. 그때는 가끔 할머니 댁에 놀러가기도 했다. 몇 년 전 갑자기 할아버지가 돌아가시고 나서부터는 할머니의 바깥 출입이 눈에 띄게 줄어들어 마주칠 기회가 없었다. 꽤 오래 뜸하긴 했지만, 어떻게 건강이 좋아지셨는지 궁금증도 해결하고 오랫만에 인사도 드릴 생각으로 찾아갔다. 할머니 댁 앞에서 초인종을 눌렀다.

띵동-
할머니: 누구세요?
여 성: 저에요. 윤서, 윤진이 엄마요!
할머니: 아이고, 이게 누구야!
여 성: 안녕하셨어요? 제가 그동안 바빠서 너무 못 찾아 뵈었네요. 사과의 뜻으로 사과를 좀 사왔어요.

할머니: 그 넉살은 여전하네~, 그래 어여 들어와!

할머니는 나를 반갑게 맞아 주었다. 살림살이는 그다지 바뀐 것이 없었다. 할머니 댁 주방에서 칼과 그릇을 찾아 사과를 깎았다. 그리고 할머니와 거실에 앉아 그동안 나누지 못했던 이야기들로 운을 뗴었다. 아이들 이야기, 남편과 가끔 다툰 이야기, 청탁 원고 때문에 취재 다녔던 이야기 같은 시시콜콜한 이야기들이었다.

여 성: 제 이야기만 잔뜩 했네요.
할머니: (웃으며) 괜찮아! 난 윤서엄마 이야기가 재미있는걸!
여 성: 아 참, 그런데 요즘 무릎은 괜찮으세요? 어제 할머니 지나가시는 거 보니까 예전처럼 절뚝거리지도 않고 잘 걸으시던데….
할머니: 허허 그거? 알려줄까 말까?
여 성: 뭔데요?
할머니: 나 사실은, 윤서엄마가 뜸해질 때쯤부터 '요가'를 시작했어!
여 성: 예? 요가요?
할머니: 응, 요가! 이제 한 3년 되어가지 아마.
여 성: 어머 그럼 제가 3년이나 안 놀러 왔어요?
할머니: 아마 그럴 걸.
여 성: 그럼 무슨 '요가'를 하셨기에 무릎이 좋아지셨어요? 요가도 종류가 많잖아요?
할머니: 난 요가가 무슨 종류인지 잘 몰라. 무릎만 아팠던 게 아니라, 온몸이 다 쑤시고 아팠어! 영감 가고 나니 마음도 심란하고, 병원 가봐야 매일 뻔한 소리만 하지 낫지도 않고 해서. 집 밖에

나가기도 싫고 했는데, 같이 성당 다니는 옆 동네 동생이 좋은 데 있으니 소개시켜준다고 해서 따라갔지. 한 달 해보니까 몸도 가벼워지고 좋아서 계속 다녔어. 이젠 걷는 게 안 불편해.

여 성: 어머 그래요? 어느 휘트니스 센터에요?

할머니: 그런 데는 아니고, 우리 아파트 뒤쪽에 가운데 골목길로 똑바로 가다보면 끝에 요가원 하나 있어. 거기야.

여 성: 아파트 뒤쪽에 요가원이 있었어요?

할머니: 그 자리서 한 10년 됐다던데 몰랐어?

여 성: 그쪽으로 잘 안 다녀서 몰랐어요.

할머니: 하긴, 나도 그 동생이 알려주기 전에는 거기 요가원 있는 줄도 몰랐지. 한번 가봐! 원장 선생이 남자인데, 꼼꼼하게 잘 가르쳐 주더만.

여 성: 남자 요가원장이라고요?

할머니: 그리고 원장 선생이 뼈를 잘 맞춰. 목하고 허리 아픈 사람들 종종 찾아오던데.

여 성: 그 사람 정체가 뭐에요? 별 거 다하네.

【 나에게 요가란, 명상 아니면 다이어트 운동 】

아이들 하교할 시간이 다 되어 급하게 할머니 댁을 나와 집에 돌아왔다. 소파에 앉아 할머니에게 들은 이야기를 곰곰이 생각해보았다. 요가는 여자만 하는 것은 아니니 남자 요가원장이야 그다지 놀랄 일은 아니다. 하지만 할머니 걸음걸이가 바뀐 비밀이 '요가'였다는 것은 상당히 의외였다. 내 상식으로는 겨우 요가로 할머니 같은 분의 다리를 고칠 수 없기 때문이다. 예전에 원고 작업 때문에 요가에 대해 자료 조사를 한 적이 있었는데 그때 살펴봤던 것은 고차원 명상이나 다이어트 관련 내용이 대부분이었다. 내게 요가란 전문 수행자들이 하는 명상법 아니면, 모두 다이어트를 목적으로 어려운 자세로 버티는 운동이었다.

말로는 요가를 하면 체형 교정이 된다고 하지만 대부분의 요가 강사들은 다른 운동으로 단련한 사람들 아닌가? 날씬하고 예쁜 몸매를 가지고 있을 뿐 요가를 통해 그렇게 만든 사례는 아니었다. 치료나 치유를 목적으로 한다고 해도 전신순환을 통한 독소 배출 따위의, 눈으로 확인할 수 없는 효과들 이야기가 많았다. 할머니와 같은 사례는 찾아볼 수 없었다.

할머니가 하셨다는 요가는 내가 알고 있던 부류의 요가와는 왠지 좀 다를 것 같았다. 80세 노인이 할 수 있다면 분명 강도가 약할 텐데, 어떻게 걸음걸이가 바뀔 정도로 다리가 교정되었을까? 운동 상식으로 보면, 땀 흘리면서 몸에 뻐근함이 남도록 힘들게 해야 효과가 있다던데. 그 정도의 강도를 80세 노인이 견뎌낼 수 있을까? 물리적인 사고로 몸이 망가진 환자들도 다시 걷기 위해 얼마나 길고 힘든 재활훈련 기간을 거치는가 말이다. 만약 할머니 걸음걸이의 변화를 보지 않았다면 전혀 믿을 수 없었을 것이다. 아니, 사기라고 했을지도 모른다. 갑자기 그 요가원의 요가가 견딜 수 없이 궁금해졌다. 도대체 어떤 요가이기에….

【 의심이 아니야, 두려움이야! 】

막상 요가를 배워봐야겠다는 생각을 하니, 뭔지 모를 떨림이 느껴졌다.

자료수집이나 취재를 할 때는 느끼지 못했던, 두려움인지 설렘인지 모를 미묘한 감정이 피어올랐다. 새로움에 대해 내가 이런 감정을 품고 있었나, 싶을 정도로 참으로 희한한 느낌이었다. 혹시나 하고 남편에게 '함께 요가 배울까?' 하고 이야기를 꺼내 보았다. 아니나 다를까, "요가는 여자들이나 하는 거지, 남자가 무슨 요가!"라며 한 마디로 거절했다. 예상은 했지만, 귀찮다는 듯 거절하는 남편이 정말 남의 편처럼 느껴져 얄미웠다. 약간의 오기도 생겼다. '두고 봐라. 보란 듯이 날씬해지고 건강해져서 코를 납작하게 해줘야지, 흥!'

나도 명색이 글을 쓰는 사람인데 사전조사는 좀 해봐야 할 것 같아서 시중에 나와 있는 책들을 좀 찾아 보았다. 요가 책은 모든 책이 다 비슷해 보였다. 치유 개념을 다룬 요가 책이 있긴 했지만, 막상 살펴보니 내 기대와는 달랐다. 이름만 치유일 뿐 납득되는 설명이나 원리도 없이 증상별로 동작들을 늘어놓은 수준이었다. 어차피 비슷한 내용을 다르게 편집해서 내는 책이 많다는 것을 뻔히 알면서도 며칠을 책을 살펴보며 보냈다. 평소의 내 성격답지 않게 요가원 방문을 차일피일 미루고 있었다. 알 수 없는 것에 대한 두려움 때문인지, 자꾸 주저하고 있었다. 자신이 너무나 한심해서 견딜 수 없어지고 있던 그때, 옆 동 할머니가 그 요가원에 다니고 계신다는 것을 다시 떠올렸다. 이런 바보같이…. 하지만 할머니 손을 잡고 요가원에 찾아갈 순 없기에, 혼자서 오후 시간에 요가원을 찾아가 보았다. 그리 크지 않은 아담한 2층 회색 건물이었다. 정문 위에 작은 간판 하나만 걸려 있었다. 조심스럽게 유리문을 밀고 들어가 두 번째 미닫이문을 열고 안으로 들어갔다.

치유엔 요가, 요가엔 호흡 _자세만으론 치유되지 않는 우리 몸의 비밀

헬스보다 강하고
걷기보다 용한
요가의 정체!

입구에 들어서니 아무도 없었다. 아담한 크기의 검정색 프론트 데스크 뒤에 걸려 있는 '옴' 문양이 '여기가 요가원이구나' 하는 느낌을 줄 뿐. 조명도 밝은 편이고 깔끔해서 꼭 병원에 온 느낌이었다. "아무도 안계신가요?"라고 모기 소리 같은 목소리로 기척을 내자, 잠시 후에 프론트 옆쪽 방문이 열렸다. 헐렁한 개량한복 비슷한 옷차림의 인상 좋아 보이는 중년 남성이 웃으며 걸어 나왔다. 아마도 원장인 듯했다. 그의 얼굴을 보자 마음이 살짝 편해졌다. 이유는 잘 모르겠지만, 왠지 어떤 생떼를 부려도 다 받아줄 것 같은 그런 느낌이랄까!

【 아픈 사람이 할 수 있는 요가는 따로 있다? 】

원 장: 안녕하세요! 어떻게 오셨나요?
여 성: 요가수업 좀 알아 보려구요. 혹시 원장님이신가요?
원 장: 네, 제가 원장입니다.
여 성: 아! 그럼 수업은 원장님이 직접하시나요?
원 장: 반반이에요. 제가 할 때도 있고, 저희 지도자 선생님이 하실 때

도 있고요. 참고로 지도자 선생님은 여자분입니다.

여 성: 그렇군요!

원 장: (삼단으로 접힌 종이를 내밀며) 수업일정이나 시간표, 회비는 이거 보시고 참고하세요. 혹시 요가 해보신 적은 있나요?

여 성: 아주 잠깐 동안이요. 저는 글을 쓰는 일을 하고 있는데요, 몇 년 전에 자료 조사하면서 한 달 정도 해봤어요.

원 장: 그때 했던 요가는 어떤 종류의 요가인가요?

여 성: 사실 잘 모르겠어요. 종류까지 정확하게 알 수는 없었고, 강사 선생님이 그날그날 프로그램을 바꿔가면서 하는 수업이었습니다.

원 장: 요즘에 많이 하는 패턴이군요.

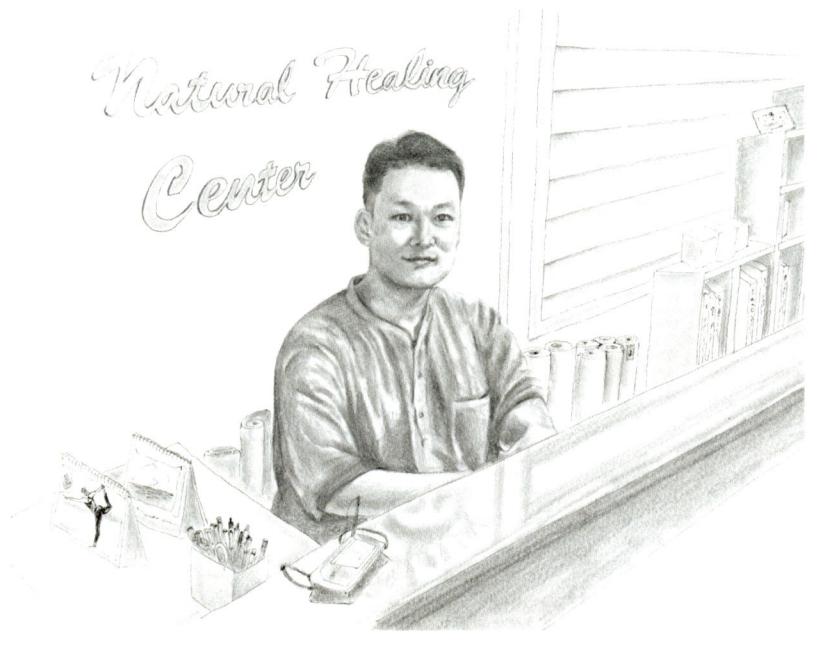

여 성: 제가 궁금한 게 많아서 그러는데, 먼저 질문을 몇 가지 드려도 될까요?

원 장: 얼마든지요.

여 성: 제 주변 사람들 중에 요가가 무슨 운동이 되냐고 하는 사람이 많더라구요.

원 장: 그렇게들 많이 생각하시죠. 그런데 왜 요가가 운동이 되는지 안 되는지가 궁금하시죠?

여 성: 저는요, 요가를 굉장히 힘든 운동이라고 생각하고 있었거든요. 땀도 많이 나고 운동량도 엄청난 운동이라고요. 그런데 같은 아파트에 사시는 할머니 한 분이 여기에서 요가를 배운다고 하시더라고요. 제가 알기론 예전에는 무릎이 아파서 제대로 걷지도 못하시던 분이 었는데, 멀쩡하게 걸어다니시는 걸 보고 깜짝 놀랐어요! 도대체 어떻게 하셨기에 80세가 넘으신 분이 다리가 나으셨는지 너무 궁금했어요.

원 장: 하하하! 그 할머니가 어떻게 그 힘든 요가를 해내셨는지 궁금하셨군요. 그 궁금증은 제가 풀어 드리겠습니다.

여 성: 저도 다이어트한다고 적게 먹고 힘들게 운동도 많이 해봤는데, 몸만 아프고 힘만 들지 결국 몸에 큰 변화가 없더라구요. 요즘은 몸도 점점 더 뻣뻣해지고 체력도 예전 같지 않아서 처녀 때처럼 다이어트할 엄두도 안 나고 살만 찌는 것 같아서 걱정이에요. 몸 상태가 이러니 힘든 요가를 할 수 있을까 싶고요.

원 장: 사실 요가 수련은요, 몸이 아프고 힘든 분들이 하시면 더 제대로 하실 수 있습니다.

여 성: 네? 그게 무슨 말씀이죠?

헬스보다 강하고 걷기보다 용한 요가의 정체!

원 장: 두 가지 뜻에서 그렇습니다. 하나는, 요가 수련은 몸 상태가 안 좋은 분들에게 더 필요하다는 것이고요. 또 하나는, 그런 분들은 심하게 운동을 할 수 없기 때문에 자신의 몸에 맞게 할 수 있는 만큼만, 설렁설렁 하게 된다는 것이죠. 그래서 더 제대로 요가의 효과를 볼 수 있다는 사실입니다.

여 성: 그럼 여기 요가는 아픈 사람들만 하는 요가인가요? 저는 다이어트도 병행하고 싶은데요.

원 장: 다이어트를 하시려면 우선 건강해지셔야 합니다. 요가에서 주로 단련하는 근육은 성질이 다른 것이지만, 근육의 균형 있는 발달이 다이어트에 필수라는 점은 다르지 않습니다.

【 비만인지 부은 것인지 그것이 알고 싶다 】

여 성: 건강과 다이어트에 대한 이야기는 많이 들었어요. 그런데 하도 정보가 많고, 각자 다른 이야기들을 해서 뭐가 맞는 건지 모르겠어요.

원 장: 다이어트를 할 때 제일 주의하셔야 할 점을 말씀드릴게요. 대부분의 사람들이 바로 이 문제를 간과하기 때문에 다이어트에 실패합니다.

여 성: 그게 뭔가요?

원 장: 바로 지금 자신의 몸 상태입니다.

여 성: 그걸 고려하지 않고 다이어트 시작하는 사람이 어디 있나요?

원 장: 그럴 거 같지만, 사실 자기 몸 상태가 어떤 상태인지 제대로 아는 사람이 거의 없습니다.

치유엔 요가, 요가엔 호흡 _자세만으론 치유되지 않는 우리 몸의 비밀

여 성: 그게 무슨 말씀이죠?

원 장: 스스로 살이 쪘다고 생각하는 사람 대부분이 사실은 몸이 부어 있다는 거죠!

여 성: 아니 그럼 지금 이 살들이 다 부은 살이라는 말씀인가요?

원 장: 전부는 아니지만, 큰 부분은 그렇죠!

여 성: 그걸 어떻게 판단하나요?

원 장: '통증과 불편한 느낌이 있는가!'로 판단합니다.

여 성: 통증이요?

원 장: 물론 촉진이나 운동가동검사를 해보면 확실하게 알 수 있지만, 일단은 가렵거나 열이 나는 일반적인 염증 반응이 아니라면, 근육의 뻐근함이나 쑤시는 것들을 동반한 상태에서 몸이 부풀어 오르는 느낌은 부기라고 봐야합니다.

여 성: 그럼 이 부기들은 어떻게 빼야 하는 건가요?

원 장: 보통은 부기냐 살찐 거냐 가지고 실랑이를 많이들 하시는데, 회원님은 의외로 쉽게 받아들이시네요.

여 성: 뭐 부은 거나 살찐 거나 매한가지 아닌가요? 어쨌든 다이어트를 해야 된다는 점에서는 마찬가지잖아요!

원 장: 아닙니다. 단순히 살이 좀 붙은 것과 부은 것은 원인부터 다르기 때문에 당연히 해결하는 접근방법도 달라야 합니다. 그래서 제가 '살찐 것'과 '부기'를 구분해야 한다고 말씀드리는 겁니다. 살찐 것에는 말씀하신 것처럼 다이어트가 필요합니다. 다이어트(diet)의 말 뜻이 식사조절을 의미한다는 것만 봐도, 사실 다이어트는 건강한 사람이 체중을 조절하기 위해 식사를 조절하는 방법임을 알 수 있습니다. 반면에 몸이 부은 사람은 신

헬스보다 강하고 걷기보다 용한 요가의 정체!

체의 균형이 깨져 있고 자세를 유지하는 근육들이 과긴장된 상태라고 할 수 있습니다. 몸에 순환이 일어나지 않아 부은 것이기 때문에 여기에 식사량을 줄이는 방법부터 실시했다가는 오히려 더 큰 통증과 부작용을 불러오게 됩니다. 부은 상태에 있는 사람들이 대부분인데, 바로 다이어트를 하니 부작용을 겪지 않을 수 없는 거죠.

여 성: 그럼 부은 사람들은 어떻게 해야 부기를 뺄 수 있나요?

원 장: 좋은 질문입니다. 자세를 잡아주는 근육의 긴장을 풀어주면서 또 한편으로는 강해지도록 단련해야죠!

여 성: 긴장을 풀어준다는 건 마사지 같은 방법인가요?

원 장: 그것도 도움이 될 수는 있지만, 겉에 있는 근육을 마사지하는 것으로는 뼈에 직접 부착되어 있는 근육을 푸는 데는 한계가 있습니다. 그래서 카이로프랙틱이나 정골요법 같은, 뼈를 교정해서 내부의 근육과 신경을 조절하는 다양한 기법들을 씁니다. 하지만 그것들 역시 자기 스스로 근육을 이완시키고 단련하는 방법보다는 아무래도 부족하죠.

여 성: 결국은 요가를 하라는 말씀이죠?

원 장: 눈치가 빠르시네요.

여 성: 그럼 저는 부은 건가요?

원 장: 혹시 평소에 몸은 괜찮으세요?

여 성: 괜찮지 않죠! 사실 나이가 들어서 그런지 점점 더 몸도 뻐근해지고 뻣뻣해지는 것 같아요.

원 장: 그렇다면 살이 찐 거라기보다는 부었다고 보셔야죠. 이쪽으로 한번 와보세요.

치유엔 요가, 요가엔 호흡 _ 자세만으로 치유되지 않는 우리 몸의 비밀

【 내 몸은 왜 부어 있는 걸까? 】

조금 전 원장이 나온 방으로 나를 안내했다. 안에 들어가 보니 언젠가 병원 물리치료실에서 본 것 같은 침대 두 개가 놓여 있었다. 한 침대에 위를 보고 누우라고 해서 무릎을 세우고 반듯하게 누웠는데, 원장이 다리 근육과 배꼽 옆에 있는 복부를 손끝으로 지긋이 눌렀다. 생전 처음 느껴보는 묵직한 통증이 느껴져 나도 모르게 비명을 질렀다.

여 성: 으악! 아파요!
원 장: 지금 복부 쪽에 만져본 부분은 척추 앞에서 허리를 세우거나 굽히는 데 큰 작용을 하는 큰허리근(Psoas Major)이라는 근육입니다. 대요근이라고도 부르는데, 몸 전체 근육의 긴장도를 나

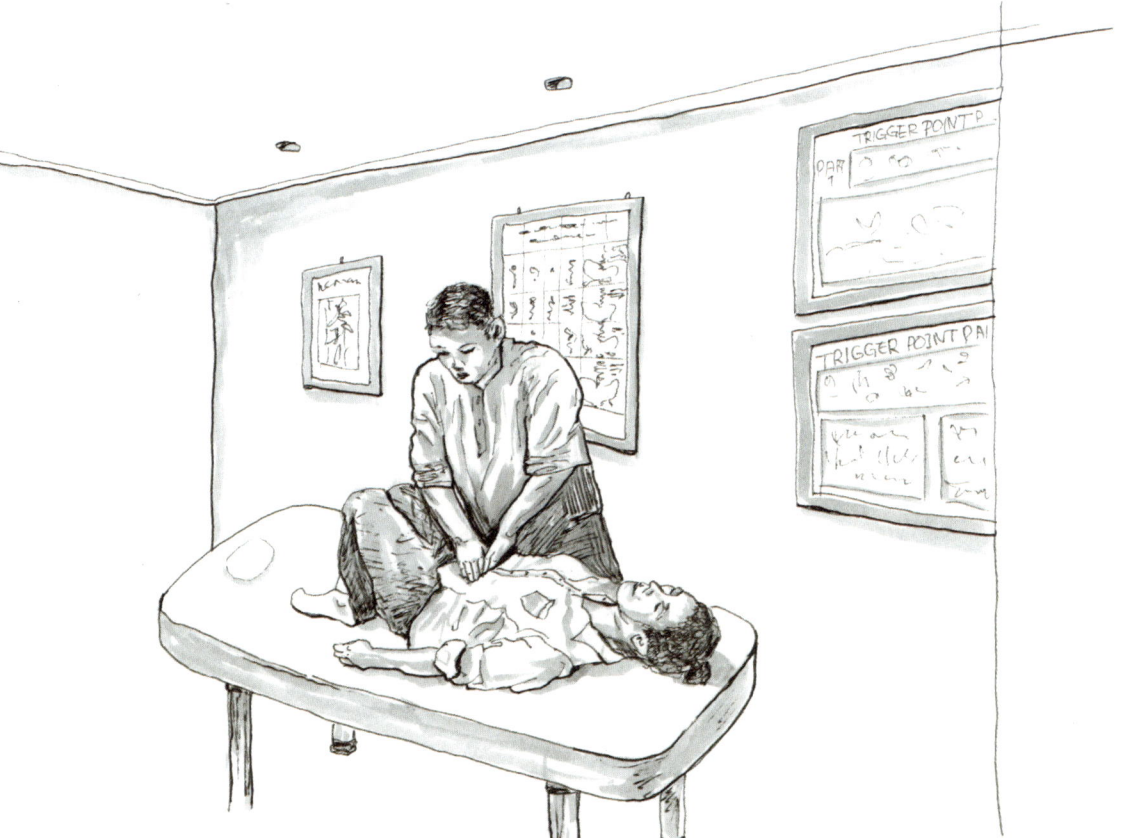

타내는 지표와도 같은 근육입니다.

여 성: 어우! 전 장(腸)이 꼬여서 뭐라도 생긴 줄 알았어요. 눌러보기 전에는 이렇게 아픈 줄 몰랐는데 도대체 왜 이런 건가요?

원 장: 장은 배 위에서 압력이 생기면 납작해져서 만져지지 않습니다. 대부분은 큰허리근이 만져지죠. 이 근육이 경직되고 부어 있어서 허리가 아프고 다리가 불편한 분들이 많아요. 배가 나온 분들도 심한 내장지방인 분들을 제외하면 이 근육 때문에 배가 나와 있는 경우가 많고요. 그래서 살찐 것이 아니라, 부은 거라고 말씀 드리는 거에요.

여 성: 그렇구나! 저도 그렇지만, 다들 심하게 아프지 않은 이상은 뭐 대수롭지 않게 그냥 넘기면서 살잖아요. 많이 먹어 살이 찐 걸로 알고 있었지, 부어서 아픈 건 줄은 몰랐네요. 그런데, 왜 그렇게 다들 부어 있을까요?

【 우리 몸이 붓는 3가지 이유 】

원 장: 왜 부었는지를 이해하시려면, 좀 복잡하더라도 우리 몸의 근육에 대해서 설명해야 하는데 시간 괜찮으시죠?

여 성: 네, 괜찮습니다.

원 장: 혹시, 코어 근육이라고 들어 보셨나요?

여 성: 매스컴에서 들어 본 것 같아요. 그런데 코어 근육이 왜요?

원 장: 코어 근육이라는 부위는 우리 몸의 뼈에 직접적으로 부착되어 있는, 말 그대로 중심근육 또는 심부근육을 말한다는 것도 알고 계시죠?

여 성: 저도 그렇게 알고 있어요!

원 장: 혹시 그 근육의 성질도 아시나요?

여 성: 글쎄요. 그건 잘 모르겠는데요?

원 장: 대부분 코어 근육이라고 하면, 골반기저근이나 복횡근, 척주 주변의 다열근 등을 따로 떼어서 생각하더군요. 아마도 근육을 부분적으로 고립시켜서 운동하는 웨이트 트레이닝 방식의 운동 관점을 그대로 적용한 것 같습니다. 코어 근육이라고 할 수 있는, 뼈에 붙어 있는 근육들은 머리에서 발끝까지 모두 연결되어 있고, 긴장을 서로 주고 받는 긴밀한 연결관계를 가지고 있어요. 부분적으로 따로따로 단련할 수 있는 성질의 근육이 아니라는 말이죠. 방금 전 배를 눌러 보았을 때 아팠던 부위를 '큰허리근'이라고 하는데, 코어 근육의 중심에 위치한 중요한 근육입니다. 그 근육이 통증을 느낄 정도로 경직되어 있다는 것은 몸 전체의 코어 근육들이 경직되고 순환이 잘 안 되는 상태에 있다고 볼 수 있어요.

여 성: 코어 근육이 굳어져서 몸이 부은 거라는 말씀이죠?

원 장: 그렇죠. 물 호스를 생각하시면 쉽겠네요. 끝부분을 꽉 잡고 있으면 압력이 올라가면서 호스전체가 부풀어 오르죠. 중심근육이 경직되면 비슷한 현상이 우리 몸에 일어납니다.

여 성: 도대체 그 코어 근육은 왜 굳어지는 건가요?

원 장: 세 가지 원인이 있는데요. 첫 번째는 물리적인 충격입니다. 교통사고 환자들이나 높은 곳에서 떨어지고 넘어진 사람들이, 다친 부위뿐 아니라 온몸이 쑤시고 아프다고 하는 것을 보셨을 거에요.

헬스보다 강하고 걷기보다 용한 요가의 정체!

여 성: 교통사고 나면 처음에는 목만 아팠는데 점차 허리도 아프고 온몸이 다 아픈 것이 그런 이유군요. 그건 제 경우는 아닌 것 같네요.

원 장: 두 번째는 피로입니다.

여 성: 피곤해도 코어 근육이 경직된다구요?

원 장: 사실 피로가 꽤나 큰 영향 중에 하나예요. 계속 써먹고 긴장시키기만 했지 긴장되고 경직된 근육을 풀어주지 않아서 점점 더 경직되는 것이죠.

여 성: 제 경우에는 가만히 앉아만 있는데 왜 그럴까요?

원 장: 코어 근육은 자세를 유지하는 근육입니다. 그러니 움직임이 있건 없건 간에 모두 사용되고 있다고 보셔야 합니다. 오히려 움직이지 않고 오랜 시간 한 자세로 있는 것이 코어 근육을 더 혹

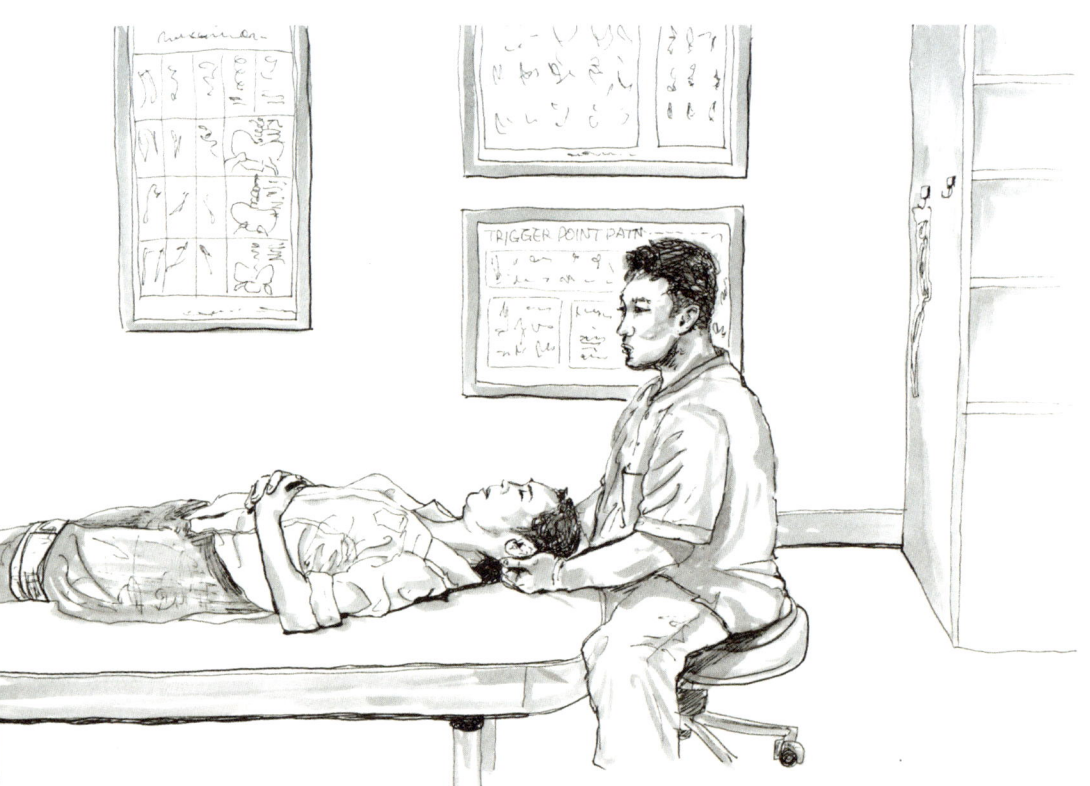

사하는 결과를 가져옵니다. 움직이면 최소한 숨이라도 더 쉬게 되고 다른 근육도 동원되어서 영양공급이 좀 되는데, 가만히 한 자세로 있다 보면 움직임이 없으니 호흡도 잘 일어나지 않고 코어 근육들은 계속 버텨야 하니 긴장이 지속적으로 가중되는 거죠. 사실 앉아 있는 것이 골격구조를 망가뜨리고 코어 근육에 무리를 많이 주는 자세입니다.

여 성: 그렇군요. 코어 근육이 버티는 근육이라서, 오래 앉아 있거나 하면 뻐근해지고 피곤한 느낌이 오는 거군요.

원 장: 코어 근육은 수축하고 이완되는 속도가 느리다고 해서 '지근(slow muscle, 遲筋)'이라고 부르기도 하고, 지속적으로 긴장을 하며 자세를 유지하기 때문에 '긴장근'이라고 부르기도 합니다. 그 때문에 계속 긴장되어 있는 상태에서 조금씩 긴장이 누적되다 보니 잘 못 느끼는 거죠. 긴장되어 있다는 느낌을 잘 모르니, 아프기 시작할 때까지 코어 근육을 혹사시키는 습관을 지속하게 되는 거고요. 긴장을 푸는 방법을 모르니 그 악순환이 계속해서 가중되죠. 좋지 않은 자세들의 공통적인 특징은 다른 근육은 쉬고 있는 것 같지만, 상대적으로 감각이 둔한 코어 근육을 혹사하는 것이라 할 수 있겠네요. 코어 근육에 좋지 않은 나쁜 자세는 사람들이 앉아 있을 때 취하는 대부분의 자세들입니다.

여 성: 결국은 코어 근육의 혹사 때문에 아프고 불편해지는 거군요.

【 우리 몸은 산소가 필요하다 】

원 장: 사실은 혹사뿐 아니라, 에너지 부족현상도 같이 겪고 있는 경우가 대부분입니다.

여 성: 에너지 부족현상이요?

원 장: 코어 근육들은 대부분 산소를 에너지로 사용하는 유산소성 근섬유들입니다. 그래서 호흡이 무척이나 중요한데, 우리들 대부분은 일상생활 중엔 목숨 붙어 있을 만큼만 숨을 쉽니다. 그러니 지치고 힘든 근육에 공급될 산소가 항상 부족하죠. 그래서 코어 근육의 긴장을 풀 때 호흡이 무척이나 중요합니다.

여 성: 요가에는 원래 호흡법이 그렇게 많은 건가요?

원 장: 요가에서 사용하는 대부분의 호흡법은 한 가지를 빼고 모두 몸의 온도를 조절해서 심신을 정화하는 방법입니다. 명상할 때는 그저 지켜보는 것이지 호흡에 관여해서 뭘 어떻게 하는 것이 아니기 때문에 사실 호흡법이라고 할 수는 없습니다.

여 성: 그럼 빠진 한 가지는 뭔가요?

원 장: 그 한 가지가 바로 코어 근육과 몸의 세포조직에 산소를 충분히 공급하는 확장식 호흡방법입니다. 요가에서는 우짜이 호흡(Ujjayi pranayama)이라고 부르는데, 번역할 때 초점을 호흡방법이 아닌 이름에만 맞췄는지 대부분은 호흡방법과는 별개로 단어의 일부 뜻만 채용해서 승리호흡이라고 부르더군요. 요가를 시작하면 배우게 되실 거에요.

여 성: 그렇군요.

원 장: 코어 근육을 굳게 만드는 세 번째 원인은 스트레스입니다.

여 성: 스트레스가 만병의 근원이라더니 여기서도 등장하네요!

원 장: 스트레스가 만병의 근원이라고 부르는 이유가 바로 코어 근육을 긴장시키는 중요한 원인 중 하나이기 때문입니다. 알고 계시겠지만, 스트레스의 사전적인 뜻이 '적응하기 어려운 환경에 처했을 때 신체적, 심리적으로 긴장한 상태'입니다.

여 성: 스트레스 받는데 긴장을 안 할 수가 없겠죠!

원 장: 여기서 스트레스란 단순히 환경을 이야기하는 것이 아니라, 그 환경을 스트레스로 인지하는 심리적 요인을 말합니다. 같은 상황에 놓이더라도 어떤 사람은 대수롭지 않게 여기는 반면, 어떤 사람은 죽을 만큼 못견뎌 하니, 결국은 받아들이는 사람의 심리적 요인이 가장 큰 것이죠. 특히나 코어 근육은 자신이 인지하지 못하는데도 불구하고 이미 스트레스로 인식하는 심리적 요인에 의해 더 크게 긴장합니다. 평상시 중요하지 않다고 생각해서 그냥 무시하고 넘겼던 사소한 것들이 코어 근육을 긴장시켜 통증을 만들어내는 경우가 의외로 많습니다.

여 성: 내가 인지하지 못하는데, 스트레스로 인식하는 심리적 요인이라는 것이 도대체 뭔가요?

원 장: 심리학에서는 자신이 인정하고 싶지 않았거나 중요하다고 생각하는 다른 것을 위해 억압된 여러 가지 감정들이 무의식적으로 반응하는 것이라고 말합니다. 프로이트의 정신분석에서 주로 다루는 주제가 바로 무의식에 잠재된 '상처받은 내면아이의 치유'입니다.

여 성: 결국은 억압된 심리에 의한 긴장반응이라고 이해해도 되겠네요?

헬스보다 강하고 걷기보다 용한 요가의 정체!

원 장: 그렇죠!

여 성: 제 경우는 아무래도 두 번째와 세 번째 모두 해당하는 것 같아요. 피곤한 건 무리해서 일하니까 당연한 것이고, 심리적인 요인으로 본다면 스트레스 안 받고 사는 사람이 어디 있겠어요? 억압을 했건, 안 했건 일단 몸으로 느껴지는 삶 자체가 이미 스트레스라고 생각되니까 당연한 것이겠죠. 살면서 기분 나쁜 감정 참고 사는 게 어디 하루 이틀인가요?

원 장: 그러시겠죠. 사는 게 고통이라고도 하지 않습니까!

여 성: 이 세 가지 원인에 의해 코어 근육이 긴장된 것을 요가로 해결할 수 있다는 말씀이신가요?

원 장: 네!

여 성: 저는 살찐 게 아니라, 부은 거니까 당연히 요가를 해야 하는 거구요?

원 장: 그렇습니다!

여 성: 원장님 말씀, 이해가 됩니다. 과학적으로 설명해주시니까 좋고요. 그런데 아직 잘 실감이 나지 않네요. 설렁설렁 해야 효과가 좋다는 것도 그렇고, 심리적인 것을 어떻게 요가로 해결해야 하나 싶은 생각도 들구요.

원 장: 아마도 그러시겠죠. 제 설명 듣고 처음부터 '와 정말 가슴에 와 닿아요!' 하는 분은 아직까지 한번도 없었어요. 설명을 하건 안 하건 상관없이 일단 몸이 좋아지시면, 그때는 정말 거짓말도 믿으려고 하시더군요. 아마도 직접 요가를 해보시면 제가 설명 드린 부분보다는 생각지도 못했던 다른 부분이 궁금해지실 거에요.

치유엔 요가, 요가엔 호흡 _자세만으론 치유되지 않는 우리 몸의 비밀

여 성: 아마도 그렇겠죠. 초면에 긴 시간 설명해주셔서 감사합니다. 일단 한 달이라도 해봐야겠네요!

원 장: 네! 궁금한 건, 그때 그때 물어보세요.

우선 한 달을 등록해서 요가를 배워보기로 했다. 원장의 말이 일리는 있었지만 모든 의문이 다 가신 것은 아니었다. 시간을 두고 궁금한 것을 하나 하나 질문할 기회를 만들 수 있을 것이다. 물론 마음 한구석에는 새로운 것에 대한 두려움도 도사리고 있었다. 혹시 엉터리나 가짜는 아닐까? 하는…. 하지만 옆 동 할머니의 건강을 바꾸어 놓았다는 사실이 이름 모를 두려움으로부터 나를 구해주었다. 나도 더 건강해질 수 있다는 설렘과 희망으로 말이다.

【 이런 요가원은 처음보네... 】

요가 수업에 나가기 시작한 지 일주일이 되었다. 옆 동 할머니는 주로 오전 수업에 나온다고 하셨다. 아무래도 아침잠이 많은 내게 오전 수업은 좀 무리였고, 오후에는 원고작업과 집안일도 해야 해서 저녁 8시 수업이 적당했다. 남편은 퇴근 후에 군말 없이 설거지나 아이들 공부를 봐주는 등 호의적이었다. 결혼 초부터 집안일을 나누지 않고 함께했던 터라 남편은 꽤나 능숙하고 편안하게 집안일을 한다. 그 덕분에 마음 편히 요가 수업에 나갈 수 있었다.

일주일 동안은 정말이지 지겨울 정도로 끊임없이 원장이 곁에 와서 쉬었다 하라고 속삭였다. 전체적인 분위기가 다들 무슨 대회라도 나가는 사람들처럼 진지하고 열정적이어서, 나도 모르게 그 분위기에 휩쓸려 열심히 안 할 수가 없었다. 물론 원장은 몇몇 고난도 자세를 수련하는 사람들을 제외한 대부분의 회원들에게, 자세교정 이후에는 어김없이 "쉬었다 하세요!"를 속삭이듯이 말했다.

보통 요가 수업은 강사가 앞에서 시범을 보이고 구령을 붙이면 그 자세를 보고 일률적으로 따라하는 방식인데, 이곳은 처음에 온 사람과 나중에 온 사람이 전부 다른 레벨의 동작을 같은 수업 내에서 지도받는 매우 특이한 패턴의 수업이었다. 할머니께 대충 이야기는 들었지만, 생전 처음보는 방식이라 놀라웠다. 연령대도 무척 다양했다. 보통의 요가수

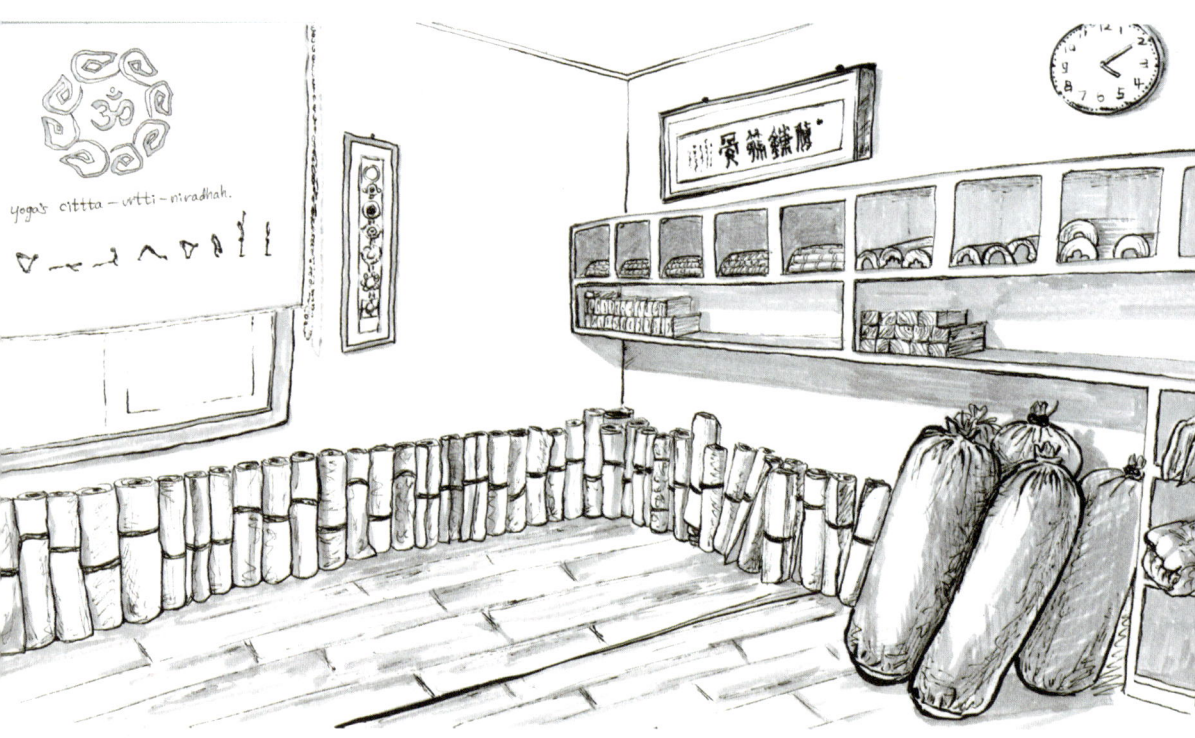

치유엔 요가, 요가엔 호흡 _자세만으론 치유되지 않는 우리 몸의 비밀

업은 여성들만으로 채워지며 연령대도 주로 20대에서 40대까지가 주류를 이루는데 이곳은 측만증이 있다는 중학생부터 70대 노인까지 거의 전 연령대의 사람들이 남녀노소를 가리지 않고 자신의 매트 위에서 땀을 흘리고 있었다. 다행스런 점은 나 같은 초보자가 드물어서 비교할 대상이 없던 탓에 질투나 자괴감 같은 감정에 간섭 받지 않고, 온전히 내 자세와 호흡에 집중할 수 있었다는 것이다.

【 설렁설렁 요가의 진가! 】

일주일 정도 해보니, 원장이 왜 요가를 설렁설렁 하라고 했는지 몸으로 느낄 수 있었다. 요가원에서 수련할 때는 조금만 버텨도 원장이 와서 쉬었다 하라고 계속 이야기를 하는 바람에 별로 힘들이지 않고 하는 느낌이었는데, 집에서 잠깐씩 생각나는 자세를 잡아 보니 요가원에서 할 때와는 느낌이 판이하게 달랐다. 물론 몸을 제대로 풀고 하지 않아서 그런 점도 있었지만, 내가 하고 싶은 만큼 자세를 버티고 있으니 그리 오래하지도 않았는데, 뼈근하고 관절이 굳는 것 같은 느낌이 올라왔다. 그 덕분에 한 며칠 알배긴 느낌에 몸살 기운도 있었다. 요가원에 가서 다시 설렁설렁한 느낌으로 편안하게 호흡하면서 자세를 따라하니, 곧 굳어 있던 몸이 풀리고 편안해졌다.

비록 짧은 기간이었지만, 나에게 벌써 변화가 나타나고 있었다. 그 변화는 스스로 느끼는 것보다 내 주변 사람들에게 훨씬 빨리 감지되었다. 실은 내가 직접 느낀 변화는 그렇게 크지 않았다. 굳이 꼽자면 컴퓨터 앞에 장시간 앉아 있어도 몸이 좀 더 버틸 수 있었고, 앉아 있는 시간에 비해 덜 불편해진 정도였다. 물론 고질적이던 어깨와 손목통증은 조금 가벼워진 느낌이지만 말이다. 남편은 내가 어깨를 주물러 달라고 부탁하던 것이 줄었다며 좋아했고, 아이들은 내가 언성을 높이는 횟수가 줄어든 것이 좋다고 했다. 이유야 어찌되었든 주변 사람들의 반응이 긍정적이어서 요가원으로 향하는 내 발걸음이 더 가벼웠다.

【 설렁설렁은 대충대충이 아니다 】

전체적으로 몸이 좋아지고 있었지만, 주변 사람들의 긍정적인 평가에도 불구하고 불편했던 부분들은 아직 크게 개선되지 못하고 있었다. 병원에 가보면 어깨와 손목에 염증이 생긴 것이라며 진통제와 소염제를 처방해줬지만, 통증에 차도는 없었다. 수련한 지 2주 정도 지났을 무렵 혹시나 하는 마음에 원장과 어깨와 손목 이야기를 하게 되었다.

여 성: 저 원장님, 사실 제가 고질적으로 어깨하고 손목이 아픈데 좋아질 수 있는 방법이 없을까요?

원 장: 요가 수업에서 본 자세(아사나)를 하기 전에 몸풀기하는 동작 기억나시나요?

여 성: 그럼요. 매일 반복하는 손목 발목 풀고 구르기까지는 잘 알고 있죠!

원 장: 요가에서 몸풀기를 빠완묵따(Pawanmukta)라고 하는데요. 에너지 흐름을 자유롭게 한다는 의미가 있습니다. 바로 이 부분에 어깨와 손목 통증을 해결할 수 있는 비밀이 있어요.

여 성: 그런가요? 그런데 왜 저는 계속하고 있는데도 별다른 차도가

없을까요?

원 장: 제가 설명했던 설렁설렁을 오해하고 계신 것 같네요.

여 성: 오해라니요?

원 장: 제대로 안 하고 있다는 말씀이죠!

여 성: 저는 설렁설렁 하라고 하셔서 몸풀기부터 최대한 설렁설렁 하고 있는데요. 뭐가 잘못 된 건가요?

원 장: 설렁설렁은 대충하라는 말이 아닙니다. 자세를 정확하게 잡고, 근육에 전해지는 강도도 일정 수준 이상이 되어야 몸의 긴장이 풀립니다. 많은 사람들이 자신의 몸 상태를 고려하지 않고 너무 오래 늘이고 버티며, 너무 강하게만 하려고 합니다. 그래서 좀 쉬엄쉬엄 여유있고 적당하게 하시라는 의미로 설렁설렁이라고 말씀드린 겁니다. 그런데 회원님은, 설렁설렁이 아니라 대충하고 계셨나봐요. 물론 회원님만 그러는 건 아닙니다. 다른 회원분들도 마찬가지예요. 본 요가 자세는 지나치게 열심히 하시는 반면에 몸풀기는 너무 대충하시는 경향이 있어요. 근육에 자극이 가지도 않을 만큼이요!

여 성: 몸풀기와 제 손목 통증이 무슨 관련이 있나요?

원 장: 처음 오셨을 때 설명드렸던 코어 근육 기억하시나요?

여 성: 네, 기억이 나요. 그런데 몸풀기와는 무슨 관련이 있는지는 모르겠어요.

원 장: 간단히 설명드리자면 아픈 부위는 손목이나 팔꿈치 근처의 힘줄과 인대근처지만, 실제론 아래 팔 중간에 있는 중심근육의 과한 긴장이 원인이라는 말씀입니다.

여 성: 제 손목이 근육 긴장 때문에 아픈거라구요? 병원에서는 염증

헬스보다 강하고 걷기보다 용한 요가의 정체!

이라고 하던데요?

원 장: 만약에 그 통증이 진짜 염증 때문이었다면, 그 부위가 붓거나 발열을 동반한 상태여야 하는데, 혹시 그런 증상이 있나요?

여 성: 아니요. 그렇지는 않고 손에 힘을 주거나 손으로 짚을 때만 뜨끔거리고 아파요.

원 장: 네, 제가 보기에도 그렇습니다. 사실 요즘 와서야 의학계에서도 조금씩 인정하는 분위기지만, 대부분의 <mark>만성통증은 염증성이 아니라 근육 긴장이 문제</mark>라는 주장이 대두되고 있어요. 손목이나 어깨는 말할 것도 없고, 디스크 질환으로 의심되는 목이나 허리 통증, 무릎이나 발목, 발바닥의 간헐적이고 여기저기 돌아다니는 통증들 대부분은 염증성이 아니라, <mark>핵심 근육이 과하게 긴장해서 나타나는 혈액순환 장애와 산소부족 현상이 원인</mark>이라는 견해죠. 뭐 쉽게 이야기하자면, 우리 몸의 중심 근육이 몸을 많이 쓰니까 피곤하고 긴장도 점점 올라가는데, 풀어주지는 않고 계속 혹사시켜 긴장도가 통증한계선을 넘어서니까 아프다는 거죠!

여 성: 제 손목도 그럼 같은 증상이라는 말씀인가요?

원 장: 확인해보는 방법이 있습니다.

여 성: 어떻게요?

원 장: 아픈 손을 제대로 풀어 보는거죠! 아픈 손을 이리 한 번 줘보세요. 자~ 제가 팔근육을 늘이면 최대한 힘을 빼면서 호흡을 하셔야 돼요.

원장님에게 아픈 오른손을 맡겼다. 처음에는 팔을 쭉 뻗은 상태에서 손목을 아래로 꺾어 손등과 아래팔 위쪽을 쭉 잡아 늘였다. 내가 몸 풀 때 주는 힘과는 비교도 안 될 정도로 세게 하는 바람에 아프고 시큰거려서 나도 모르게 비명을 질렀다.

여 성: 아우~ 아파요!
원 장: 지금 최대한 살살하고 있는 거에요. 어깨 힘 빼시고, 계속 숨 쉬세요.

숨을 세 번 정도 쉬자, 이번에는 손을 뒤집어 반대로 꺾어 손바닥과 팔 안쪽을 늘였다. 손목이 반도 꺾이지 않았다. 시큰거리는 느낌과 근육이 당기는 팽팽한 느낌에 내 어깨가 올라가자, 어깨를 내려주고 다시 꺾으며 늘였다. 간신히 그리고 억지로 숨을 쉬었다. 숨을 세 번 정도 깊게 쉬고 나서 팔을 풀고 나니 팔과 손목에서 뻐근한 느낌이 올라왔다.

원 장: 근육을 늘이고 난 직후에는 좀 뻐근 하실 거예요. 조금 지나서 주먹을 쥐거나 손을 한번 짚어보세요.
여 성: 어? 뜨끔거리는 느낌이 훨씬 덜해요!
원 장: 손목에 문제가 있어 보였다면 병원 가서 검사를 받아보시라고 했겠지만, 멀쩡한 상태에서 발생하는 만성통증은 대부분 근육의 긴장이 원인이라서 근육을 한번 풀어본 겁니다.
여 성: 진짜 신기하네요.
원 장: 그것도 일시적인 거에요. 잠깐 풀었다고 긴장이 계속 풀려있지는 않을 겁니다. 몸을 계속 사용하고 계시니까 그때 그때 지속적으로 풀어주셔야 돼요. 몸 풀 때는 반드시 호흡과 함께 하셔

헬스보다 강하고 걷기보다 용한 요가의 정체!

야 하고요. 이제 제가 왜 몸풀기를 대충 하셨다고 했는지 이해가 되시나요?

여 성: 네. 경험을 해보니까 알겠어요. 그런데 제가 할 때 하고는 힘의 강도가 너무 차이 나는데요. 저는 그 정도까지는 못 늘여요.

원 장: 본인이 할 수 있는 만큼 하시면 됩니다. 제가 늘여 드린 강도까지는 안 하셔도 돼요. 하지만 그동안은 너무 대충 하셨어요. 갑작스런 충격만 아니라면 좀 강하게 늘여줘도 손목이나 근육에 무리가 가지는 않아요.

【 요가와 스트레칭의 차이 】

여 성: 그런데 몸풀기 할 때에도 호흡을 요가할 때와 똑같이 해야 하나요?

원 장: 당연하죠. 자세와 순서도 중요하지만, 호흡을 안 하면 모두 반쪽짜리 효과밖에 없다고 보셔야 됩니다. 오히려 장기간 호흡 없이 하시면 몸이 더 불편해질 수도 있어요. 산소를 에너지로 쓰는 근육에 산소공급을 안 해주면 어떻게 되겠어요? 더 긴장해서 아프겠죠?

여 성: 보통 알려진 스트레칭 소개에서는 왜 호흡 이야기를 안 하는 걸까요? 병원에서 주는 스트레칭 안내문에도 호흡을 어떻게 해야 한다는 말은 없었어요.

원 장: 사실 이 부분은 무척 민감한 얘기인데요, 많은 요가 강사들조차 잘 모르고 있어요. 요가를 스트레칭과 혼동하기도 하고요. 해봐서 아시겠지만 요가에는 근육을 늘이는 동작만 있는 것이

치유엔 요가, 요가엔 호흡 _자세만으론 치유되지 않는 우리 몸의 비밀

아닙니다. 스트레칭은 요가의 많은 자세들 중에서 몸풀기에 적합한 일부 동작들을 가져가 활용하는 정도로 볼 수 있어요. 그건 스트레칭의 목적이 어떤 운동을 하기 전에 체온을 올리고 근육을 적당히 늘여서 풀어주기 위한 준비였기 때문이죠. 그러니 굳이 호흡이 필요 없었을 겁니다. 대부분 운동전문가들은, 움직이면서 몸을 적당히 풀어주는 동적 스트레칭과 멈춘 자세에서 근육을 늘려주는 정적 스트레칭 중에서 동적 스트레칭을 부상예방 차원에서 더 효과적인 스트레칭으로 꼽습니다. 스트레칭의 목적과 부합하는 바도 있지만, 정적 스트레칭에서 근육을 늘이기만 하는 것이 오히려, 근육을 긴장시켜서 움직임을 만들어내는 운동에 방해가 될 수도 있기 때문입니다. 언제부터 스트레칭의 정의에 요가 아사나(Asana, 자세) 개념이 들어갔는지는 잘 모르겠지만, 인터넷에서 스트레칭을 검색해보면 세 가지 종류가 나올 겁니다. '정적 스트레칭'이나 반동을 이용하는 '발리스틱 스트레칭'은 많이 보셨을 거구요. 세 번째가 '고유수용성 신경근촉통 스트레칭'이라고 하는 방법인데 이 스트레칭이 바로 요가적인 관점에서 발전한 방법입니다.

여 성: 무슨 이름이 그렇게 어려워요?

원 장: 고유수용성 신경근은 우리 몸의 위치 감각을 담당하는 신경이 분포하는 근육을 말합니다. 이 신경이 분포하는 근육이 모두 코어 근육입니다.

여 성: 이 스트레칭이 코어 근육을 늘리는 방법인가 보네요?

원 장: 정확하게 이야기하자면 코어 근육을 이완시키는 방법입니다. 조금 전에 팔 근육을 풀어드린 방법도 이 스트레칭 종류라고

할 수 있어요. 이것도 치료적인 개념에서 저처럼 호흡에 대한 이해가 있는 치료사만 호흡을 이용해 근육을 풀지, 호흡과 요가에 대한 지식이 없는 치료사는 힘이 빠질 때까지 기다리는 형태를 취합니다. 그거야 개인차가 있는 거니까 그렇다치고, 어쨌든 <u>스트레칭은 요가의 일부분</u>이라고 생각하시면 좋아요. 치료적으로 이용하는 '고유수용성 신경근촉통 스트레칭' 같은 경우는 요가의 영향을 많이 받았다고 볼 수밖에 없습니다. 문제는 스트레칭에 호흡을 함께하느냐 안 하느냐에 따라 효과에 큰 차이가 있다는 점을 모르고 있다는 거죠.

여 성: 그럼 결국은 호흡이 들어가느냐 안 들어가느냐로 요가와 스트레칭을 구분할 수도 있는 건가요?

원 장: 그렇게 볼 수도 있죠. 물론 자세 수련에서 호흡을 중요하게 생각하는 요가라면요.

여 성: 이해가 다 가는 건 아니지만, 친절한 설명 감사드려요. 팔 근육 풀어주신 것도요. 일단은 요가수업 전에 하는 몸풀기도 대충하면 안 된다는 점은 알아들었습니다. 설렁설렁이 대충대충은 아니라는 것도요. <u>정확한 자세로 하되, 자주 쉬었다가</u> 하라는 말씀이라는 걸 알게 됐습니다.

원 장: 일을 하실 때도 마찬가지입니다. 한 번에 다 끝내려고 하지 마시고, <u>종종 쉬면서 호흡도 하고</u> 그러면 좀 덜 힘드실 겁니다.

여 성: 네, 노력해볼게요.

호흡,
제대로 알고
있는가?

요가원 분위기에도 어느 정도 적응이 되고, 잘 되는 건 결코 아니지만 자세도 조금씩 익숙해져 할 만한 느낌이 들기 시작했다. 몸풀기도 호흡과 함께 정확한 자세로, 너무 약하지 않게 적당한 강도를 유지하려고 노

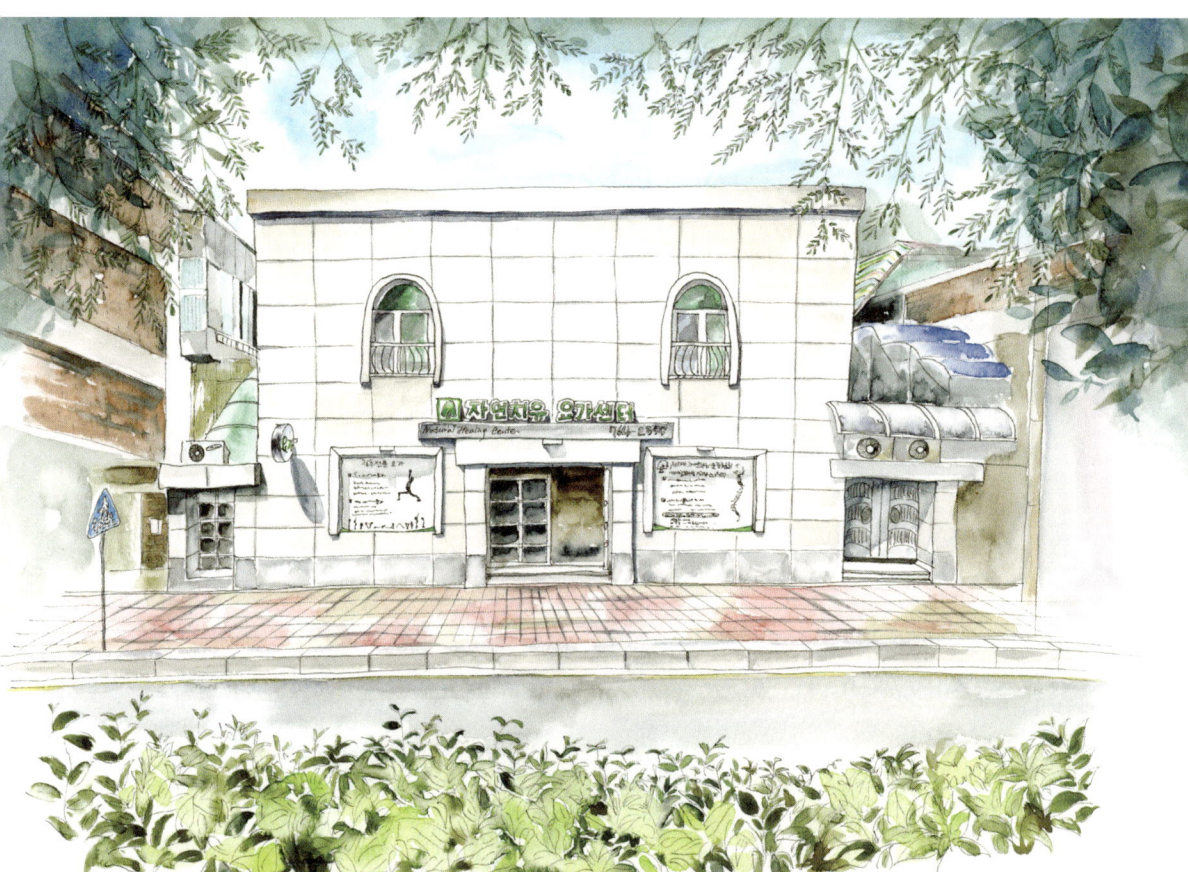

력했다. 그로 인해 손목과 어깨의 불편함이 점점 줄어들고 편해지는 느낌이 드니 요가에 대한 흥미와 재미도 덩달아 올라갔다.

짧은 시간에도 제대로 하면 큰 효과를 볼 수 있다는 확신이 생기고 있었다. 나보다 오래 되었는데도 여전히 몸이 불편하다고 하는 몇몇 다른 회원들을 보며, 그들이 요가 수련시간에 무엇을 잘못하고 있는지 발견할 수 있었다. 모두 제대로 열심히 하는 줄 알았는데 그것이 아니었다. 호흡을 함께 해야 한다는 조언도 무시하고, 정확한 자세를 잡아주면 어느샌가 다시 틀어져 있으며, 쉬지도 않고 끝까지 너무 오래 버티기도 했다. 다른 사람들을 보며, '내가 제대로 하고 있구나'라는 생각이 들어 한껏 들뜬 기분이 들었다.

그렇게 쉬엄쉬엄 설렁설렁 요가에 맛을 들여가고 불편한 손목도 많이 유연해지고 있을 때쯤, 진짜 문젯거리가 생겼다. 그 문제는 바로 호흡이었다. 나름 호흡을 잘 따라하고 있다고 생각했는데, 아무래도 그게 아니었나 보다. 분명히 배웠던 호흡 방법은 어깨가 위로 올라오지 않도록 가슴을 옆으로 벌리며 들이쉬고, 같은 길이로 자연스럽게 내쉬는 방법이었는데, 막상 자세를 잡고 하려니 숨이 너무 짧아지면서 들숨이 자꾸만 배로 내려가는 것이었다. 복부 조이기는 말할 것도 없었다. 아마도 배로 숨이 가는 것을 막고, 가슴으로 숨쉬는 것을 더 잘할 수 있게 하는 방법인 것 같은데, 숨이 깊게 들어가면 배가 풀려 버려서 그것을 신경쓰다 보면 자세가 무너지고 호흡까지 제대로 되지 않았다. 들뜬 기분은 온데간데없고, 불과 한 주만에 이러지도 저러지도 못하는 상황이 되었다. 그래서 수련이 끝나고 또 다시 원장에게 면담을 요청했다.

【 초보자의 요가 호흡 】

원 장: 무슨 일이세요? 혹시 또 어디 불편한 곳이라도?

여 성: 그런 건 아니에요. 뭐 좀 여쭤보려고요.

원 장: 네. 요가는 할 만하시고요?

여 성: 이제 어떻게 하는 것이 설렁설렁 하는 건지 감이 오는 것 같아요. 손목도 많이 좋아져서 이제는 거의 괜찮아졌구요. 실은 제 변화를 가족들이 더 빨리 느끼더라고요. 남편은 밤마다 어깨 주물러 달라는 소리 안 한다고 좋아하고, 아이들은 엄마 성격이 좋아졌다고 좋아하고요.

원 장: 하하, 그런가요? 좋아지셨다니 다행이네요.

여 성: 그런데 원장님, 제가 등록하러 왔을 때 말씀해주신 것처럼 정말 생각지도 못했던 부분이 걸리기 시작했어요.

원 장: 어떤 부분이죠?

여 성: 호흡이요! 호흡은 물론이고, 복부 조이기도 잘 안돼요. 배를 당기고 있으면 호흡이 너무 짧아지고, 호흡을 깊게 하려고 하니 가슴이 넓어지는 것이 아니라 배 조이기가 풀리면서 배로 자꾸만 호흡이 가네요. 어떻게 해야 할까요?

원 장: 네~, 확장호흡을 처음 하시는 분들이 겪는 증상입니다. 너무 걱정할 건 아닙니다. 대부분은 1년은 되어야 그런 질문 하시는데, 엄청 진도가 빠르시네요. 설렁설렁도 그렇게 빨리 적응하시는 분이 드문 편인데 요가에 소질이 있으시네요.

여 성: 어머! 그런 건가요? 전 제가 제대로 못하고 있는 것 같았는데 잘하고 있는 건가요?

호흡, 제대로 알고 있는가?

원 장: 그럼요! 잘 적응하고 계세요. 보통은 아주 열심히 하다가 몸살 몇 번 앓고 나서야 설렁설렁 하시거든요. 그리고 1년 가까이 되어야 호흡을 더 깊게 제대로 하는 법, 반다를 제대로 하는 법을 질문하시죠.

여 성: 아휴~, 그래도 호흡이 너무 안 되는 것 같아서 답답해요.

원 장: 사실 회원님은 제가 알려드리기 전에도 이미 가슴을 확장하면서 들이쉬는 호흡을 하고 계셨어요.

여 성: 네? 전 그런 방법으로 숨 쉬어본 적이 없는데요.

원 장: 방금 전에도 하셨는걸요.

여 성: 방금 전이라면…?

원 장: 한숨이요!

여 성: 한숨이요?

원 장: 네. 한숨도 가슴이 옆으로 벌어지는 확장호흡입니다. 평소하고 다르게 숨을 깊게 쉬어야 한다고 생각하니까 더 긴장이 돼서 그렇지, 한숨 쉬듯이 편안하게 하시면 더 자연스럽게 호흡이 깊어질 겁니다.

여 성: 지금 다시 쉬어 보니 그렇네요. 그래도 처음 알려주신 방법이 제대로 되는 것 같진 않아요.

원 장: 한숨 쉴 때 입이 아니라, 코로 천천히 쉬시면서 호흡을 약간 조절한다는 느낌으로 하시면 좀 더 괜찮으실 겁니다. 그렇게 하다 보면 점점 호흡을 만들어내는 근육들이 단련이 돼서 숨이 더 깊어질 거에요. 지금 제대로 호흡이 안 되는 건 당연한 거니까 너무 조급해 하지 말고 여유 있게 해보세요.

여 성: 저도 그러고 싶은데 뭐 하나 배울 때 제대로 안 된다고 느껴지

면 안달하는 성격이라 여유있게가 잘 안 되네요.

원 장: 사실 저도 확장호흡을 처음 연습할 때 시간이 오래 걸려서 심리적으로 비슷한 경험을 했습니다.

여 성: 어머! 원장님도요?

원 장: 네, 확장호흡은 제대로 하는 데 3년 이상 걸리거든요. 한 3년 정도 되니까 호흡이 제대로 된다는 느낌이 들기 시작하더군요.

여 성: 3년씩이나요?

원 장: 그래도 그 시간투자가 헛되게 느껴지진 않을 겁니다. 저는 어렸을 적부터 가지고 있던 비염이 사라졌는걸요. 확장호흡은 몸을 강하게 성장시킬 때 필요한 산소량을 채워줄 수 있는 가장 효과적인 방법입니다.

여 성: 그렇겠죠. 그러니까 좋아지는 분들도 많고, 원장님도 비염을 고치셨겠죠. 그런데 왜 그렇게 오래 걸리는 건가요?

원 장: 가슴을 옆으로 자연스럽게 벌려 호흡을 깊게 하려면, 갈비뼈 안과 밖은 물론이고 그 사이에 있는 근육들이 잘 늘어나야 합니다. 그런데 일상적으로 호흡할 때는 어쩌다 한 번씩 한숨 쉴 때 정도만 그 근육들을 사용하니 당연히 단련이 되어 있지 않겠죠. 이런 갈비 사이근들의 유연성을 키우기 위해서 자꾸만 가슴을 옆으로 확장하면서 숨을 쉬다 보면 자연히 근육의 유연성이 늘어나서 점점 호흡량도 늘어나게 됩니다. 이런 갈비 사이근들이 뼈에 직접 부착되어 있는 코어 근육이다 보니 늘어나고 줄어드는 속도가 느려 일정 수준 이상 유연성을 만들어내는 데 시간이 많이 필요합니다. 처음에는 평상시 쉬던 호흡보다 불편하게 느껴지고 호흡의 질도 떨어지는 것처럼 느껴지지

만, 어느 정도 단련이 되면 몸을 성장시키는 데 이보다 좋은 호흡법이 또 없어요.

여 성: 호흡에 필요한 근육들도 코어 근육이라서 단련하는 데 시간이 오래 걸린다는 말씀이군요.

원 장: 그렇죠.

여 성: 오래 걸리는 건 제가 열심히 해야 극복되겠네요. 그나저나 저는 한숨을 쉴 때도 가슴과 배가 같이 부풀어 오르는 것 같은데 이건 어떻게 하면 좋을까요?

원 장: 일단은 들이쉴 때 배로 내려가는 부분은 의식하지 마시고, 가슴을 옆으로 확장하는 것에만 의식을 집중하세요.

여 성: 의식하지 말라는 건 어떤 건가요?

원 장: 신경쓰지 말라는 말이기도 하구요. 느낌을 무시하고 관심두지 않아야 한다는 의미입니다. 집중해야 될 부분에만 집중하시다 보면, 자연스럽게 관심이 모아지는 곳으로 기능이 활성화되는 거죠. 그렇게 하시다 보면 가슴을 확장시키는 근육이 발달하고 단련이 되면서 호흡이 점점 더 깊게 들어가게 될 거에요.

여 성: 그러니까 배로 내려가는 숨은 신경쓰지 말고, 계속 가슴 옆 부분을 늘리는 데만 신경을 쓰면서 자세를 하라는 말씀이시죠?

원 장: 네 그렇죠. 복부를 당기는 반다도 지금은 너무 강하게 하지 마시고, 일단은 자세를 잡으실 때 등을 좀 더 펴는 것에만 관심을 두시면 좋을 것 같아요.

여 성: 등을요?

원 장: 등을 펴게 되면, 복부의 근육이 늘어나면서 복부 전체가 척추 방향으로 약간 당겨지게 되고 윗배와 아랫배까지 적당히 힘이

들어가 조여지는 느낌이 드실 거예요. 그 정도 느낌으로도 몸에 충분히 긍정적인 효과를 가져오니까 일단은 그렇게 한번 해 보세요.

여 성: 일단 한번 해봐야겠네요. 효과는 제가 해봐야 아는 거겠죠?
원 장: 제가 효과를 더 말씀드리면 또 그쪽으로 신경을 쓰실 수 있으니까 일단은 이 방법에만 집중하시는 편이 좋습니다.
여 성: 감사합니다. 아 참! 질문 하나 더 드려도 될까요?
원 장: 그럼요.
여 성: 실은 처음부터 궁금했던 건데요. 다른 곳에서도 그렇고 일반적으로 요가 수련할 때는 복식호흡을 이야기하던데, 왜 여기서는 복식호흡을 안 하고 흉식호흡을 하나요?
원 장: 아~ 그거요?

【 요가에 복식호흡은 없다! 】

원 장: 사실 요가에는 복식호흡이 없습니다.
여 성: 네? 요가에 복식호흡이 없다구요?
원 장: 네! 보통 복식호흡이라면 들이쉴 때 배를 부풀려서 내밀고, 내쉴 때 배를 당기는 방법을 말하는 걸거에요. 맞죠?
여 성: 그렇죠.
원 장: 요가에서 사용하는 호흡들은 크게 두 가지 목적이 있습니다. 첫 번째는 몸의 온도를 조절하고 정화를 목적으로 하는 호흡입니다. 하지만 이 방법들은 자세와 함께 수련하지 않습니다. 별도로 호흡만으로 몸에 어떤 효과를 주기 위해 하는 방법입니

다. 종류가 무척 다양하지만 여기에도 우리가 알고 있는 복식호흡은 없습니다. 두 번째는 ==몸에 산소를 충분히 공급하여 몸과 의식의 성장을 목적으로 하는 호흡==입니다. 바로 이 방법이 제가 알려드린 가슴을 확장시키는 호흡법이고 자세와 함께 수련할 때 몸이 성장하는 효과를 극대화시킬 수 있습니다. 물론 몸으로 하는 하타요가에서 모두 이런 확장식 호흡을 사용하는 것은 아닙니다. 제가 본 경우는 일반적으로 본인이 쉬던 숨을 편하게 쉬라고 지도하는 유파들이 많았습니다. 하지만 여기에서도 배를 부풀리는 복식호흡은 지도하지 않아요.

여 성: 그럼 복식호흡은 도대체 어디서 나온 건가요? 노래를 부르거나 악기를 연주할 때조차 모두 복식호흡을 이야기하고, 매스컴에서도 건강을 위해 복식호흡을 하라고 나오던데 이건 어떻게 된 건가요?

원 장: 여기서 한 가지 재미있는 사실이 있는데요. ==복식호흡이란 용어가 상황에 따라서 다른 의미로 사용된다==는 겁니다.

여 성: 어떻게요?

원 장: 복식호흡에서 '복식'이란 말 자체가 배를 사용한다는 의미인데, 배를 어떻게 사용하는지는 부르는 사람마다 다르더군요. 성악이나 악기 연주를 이야기하셨는데, 이 두 가지 모두 동일하게 복식호흡이란 말을 '배에 힘을 주고, 깊게 하는 호흡'의 뜻으로 사용합니다.

여 성: 배에 힘을 주면, 들이쉴 때 배를 부풀리면서 호흡을 할 수가 없잖아요?

원 장: 그렇죠! 해보시면 알겠지만, 배에 힘을 주고 깊게 숨을 쉬게 되

면, 결국은 가슴을 확장하는 호흡과 같은 형태가 됩니다. 성악이나 실용음악 쪽에서는 복압을 높여서 성량을 크게 하기 위해, 복부 단련도 따로 시킵니다. 호흡으로 부는 관악기들도 마찬가지입니다. 제가 취미로 대금을 배우는데, 우리나라 악기 역시 연주법에서의 호흡도 복식호흡이라고 부르지만 배에 힘주고 깊게 하는 호흡을 이야기하더군요.

여 성: 아니 그러면, 결국은 복식호흡이 복식호흡이 아니라 흉식호흡인 거네요?

원 장: 뭐 용어야 사용하기 나름이고, 어느 부분에 중점을 두고 사용하느냐에 따라 다른 거죠. 엄연히 따지자면 깊은 호흡들은 대부분 늑골이 벌어지는 확장식 방법을 사용하고 있습니다.

여 성: 그런데 제가 예전에 자료 조사하면서 살펴봤던 흉식호흡에 대한 설명은 잘못된 호흡이라는 내용이었던 것 같아요.

원 장: 인터넷에도 그렇게 나와 있긴 할 겁니다. 그것도 명칭을 적절하게 사용하지 못했다고 할 수 있어요. 흉식이라면 가슴을 사용하는 방법을 말하는데, 그보다는 여성들이 꽉 낀 속옷 때문에 가슴 확장이 불편해서 어깨를 위로 올리면서 하는 얕은 호흡을 흉식호흡이라고 잘못 설명하더군요. 이런 얕은 호흡은 '어깨호흡'이라고 하는 것이 더 정확하지 않을까요?

【 단전호흡이 건강과 상관이 없다고? 】

여 성: 그렇군요. 저도 그런 경우 종종 접하곤 해요. 글쓰는 일을 하다 보면 뜻과는 상관없이 사용되는 단어들이 무척 많아요. 호흡도

마찬가지의 경우였군요. 단전호흡은 그럼 어떤 종류인가요? 예전 교육모임의 어떤 강사가 단전호흡을 이야기하더라구요. 건강해지려면 단전으로 호흡을 해야 된다고 하면서요.

원 장: 단전호흡도 물론 배를 사용하니까 복식호흡이죠. 단전호흡도 종류가 다양합니다. 많이 사용하는 단전호흡이라고 하면 호흡할 때마다 아랫배를 기복시키는 방법을 이야기했겠죠?

여 성: 맞아요. 아랫배에 있는 하단전을 움직이라고 하더라구요. 저는 그것도 잘 안 되었어요.

원 장: 아마 그러셨을 거에요. 아랫배에 기복을 일으키는 호흡을 하려면, 심리적인 안정과 함께 복부 안쪽 중에서도 장기보다 더 안쪽에 있는 척추 중심의 코어 근육들이 적절하게 이완되어 있어야 하거든요. 지난 번에 배를 눌러보았을 때 통증이 있었던 것으로 봐서는 그런 호흡을 하기에는 무리가 있었을 겁니다.

여 성: 단전호흡도 코어 근육과 연관이 있나봐요?

원 장: 물론이죠. 호흡은 코어 근육뿐 아니라, 몸통에 있는 모든 근육을 직간접적으로 사용한다고 보셔야 돼요. 그런데 단전호흡에는 문제가 하나 있어요.

여 성: 무슨 문제요?

원 장: ==단전호흡은 건강을 위해 의식적으로 하는 호흡이 아니라, 명상을 할 때 의식이 깊어지면서 자연스럽게 일어나는 호흡현상이==라는 점입니다.

여 성: 그러면 일부러 할 수 있는 호흡이 아니라는 말씀인가요?

원 장: 네, 그래서 명상만 전문적으로 하시는 분들은 호흡을 인위적으로 조절하지 않고, 자연스럽게 일어나는 현상으로 내버려둡니

다. 그런데 명상 상태를 만들어내기 위해서 이 호흡을 인위적으로 흉내내면서 문제가 생겼던 거죠. 몇 번이야 할 수 있었겠지만 호흡을 길게 끌면서 장시간 편안하게 유지하려면 복부 안쪽에서도 척추 앞에 자리잡은 중심 근육들이 잘 이완되어 있어야 합니다. 그래야 윗배는 움직이지 않으면서도 아랫배가 부드럽게 기복을 하는 호흡이 형성되거든요. 특별한 수련을 하지 않는 이상 일반사람들이 그 상태가 되는 것은 무척이나 힘든 일입니다. 아마도 윗배를 부풀리며 호흡하는 방식을 편법으로 이용하게 되면서, 신기한 걸 좋아하는 일반인들 사이에 퍼져 흔히 말하는 복식호흡으로 만들어졌다고 명상 전문가들은 설명합니다. 그런데 윗배를 부풀리는 방식은 돔처럼 생긴 횡격막을 과하게 끌어내려 수축시키면서 호흡을 만들어냅니다. 그 호흡만 과하게 연습하게 되면 횡격막이 긴장하게 되면서 주변에 연결되어 있는 중심 근육들도 긴장시키죠. 몸 중심부는 순환이 안 되는 상태가 되고, 혈액순환이나 신경전달도 잘 안 되니 당연히 소화가 안 되고 두통이나 여러 가지 불편한 증상이 발생할 수 밖에 없습니다. 요즘의 생활습관병과 유사한 증상이죠. 윗배를 기복하는 방식의 호흡 때문에 문제가 생긴 사람들이 많아지자 몇몇 단전호흡 단체에서는 호흡법을 아예 자연호흡으로 바꾼 적도 있었어요.

여 성: 이해가 안 되는 부분이 있습니다. 학교 과학시간에 호흡작용에 대해 배우기로는, 호흡은 횡격막을 수축해서 내리면 폐가 부풀면서 공기가 들어오는 원리라고 배웠거든요. 횡격막을 수축시키는 것이 문제를 일으킬 수 있나요?

호흡, 제대로 알고 있는가?

원 장: 일상적인 호흡에서야 당연히 문제가 되지 않죠. 더 잘해보려고 과하게 했을 때 문제가 발생하는 겁니다. 거의 대부분 사람들이 횡격막을 사용하는 호흡방식을 사용합니다. 일반적인 복식호흡의 경우에도 윗배가 부풀더라도 몸에 무리를 줄만큼 긴장하지는 않기 때문에 큰 문제가 발생하지 않습니다. 물론 그렇게 되는 대로 호흡하면 몸이 더 강해지지도 않겠죠.

여 성: 도대체 어떻게 숨을 쉬기에 몸에 무리가 되나요?

원 장: 하루 종일, 배를 힘을 주어 내밀면서 호흡해보신 적 있으세요?

여 성: 아뇨! 당연히 없죠. 어떻게 하는지도 모르고 있는 걸요.

원 장: 자연스런 복식호흡은 뇌가 에너지를 아끼기 위해서 선택한 방식이라 할 수 있습니다. 명상 중이나 수면 중에는 큰 폭으로 호흡량을 늘릴 필요가 없어서 편안한 상태를 유지할 수 있는 최소한의 양만 호흡하게 되는 거죠. 그러니 단전이 있다고 하는 아랫배로 하건 윗배로 하건 상관없이 몸에 무리를 줄 정도가 아닙니다. 문제는 그 호흡이 건강에 좋다는 착각으로, 더 세게 하면 몸에 좋지 않을까 하는 기대 심리로, 무리를 하게 되면서 발생합니다.

여 성: 그렇군요. 그런데 요즘에는 복식호흡해서 잘못됐다는 이야기는 못 들어본 것 같아요.

원 장: 요즘 다시 복식호흡을 많이 이야기들 하지만, 실제로는 단전호흡이나 기공이 유행할 당시처럼 과하게 호흡만 하는 사람은 없기 때문일 거예요. 대중화되어 있는 요가수업 형태만 보셔도 알 수 있지요. 복식호흡을 처음에 이야기하지만, 정작 중점 사항은 자세와 동작 위주입니다. 호흡이 어디 그렇게 중요하게

취급되기나 하나요? 강사 자신도 마시고 내쉬고는 해도 제대로 복식호흡을 장시간 해보지는 않았을 겁니다. 아사나(Asana, 자세)로 개인 수련조차 잘 안 하는데 호흡 수련이야 말할 것도 없겠죠. 제 개인적인 견해지만, 복식호흡 자체는 몸에 변화를 줄 수 있는 호흡법은 아닙니다. 호흡량을 더 늘리면 몸에 무리를 줄 수 있기 때문이죠. 반면에 올바른 흉식호흡(확장호흡)은 상체에 있는 거의 대부분의 근육이 사용되고 척추는 물론이고 늑골사이근을 늘리면서 하는 호흡이기 때문에 오래하면 할수록 몸이 건강해지고 호흡량이 늘어나는 호흡법입니다.

여 성: 이제 호흡에 대해서 어느 정도 이해가 됐어요. 제가 호흡에 대해 정말 잘못 알고 있었네요. 그동안 저는 요가 자체의 효과에 대한 이야기는 꽤 들었지만 호흡이 그렇게나 중요하다는 이야기는 거의 듣지 못했거든요. 방금 단전호흡은 건강이 목적이 아니라고 하셨는데, 그럼 다른 목적이 있는 건가요?

원 장: 단전호흡은 중국의 도교 수련법이 전래되면서 그 영향으로 자리를 잡은 것이라 생각합니다. 그 본래 목적은 건강이 아니라, 신선이 되는 겁니다.

여 성: 흠, 하얀 도포 입고 구름 타고 날아다니는 그런 신선이요?

원 장: 비슷해요. 국내 종교학자들의 연구에 따르면, 중국 도교는 고조선계 선교(仙敎)의 영향을 받기는 했는데, 원류와는 다르게 본래 신선의 의미가 와전되어 현실 세계와는 상관없이 어딘가에 있는 신선들의 세상인 선계로 가기 위한 목적으로, 약을 만들어 먹고 의식집중 수련을 한다고 합니다. 호흡을 길게 하는 이유는 의식집중의 힘을 높여, 몸 안에 에너지를 모으는 훈련

을 하기 위함이고, 에너지를 모으는 이유는 에너지로 된 또 다른 신체를 만들어 내 몸이 죽으면 그 에너지체에 의식을 옮겨 어딘가에 있을 선계로 가기 위함이라고 합니다.

여 성: 정말 황당하네요.

원 장: 그래서 일부 단전호흡 단체들을 비판하는 종교학자들이 꽤 있습니다. 허황된 목적을 가진 수련법을, 그것도 중국 도교 수련법을 가지고, 한국 전통 수련이라고 포장해서 일반 대중에게 사기를 친다는 거죠. 잘 모르는 일반인들은 전통이란 말에 현혹되어 연원이나 목적도 모르고 건강에 좋으려니 하면서 참여하는 거구요. 사실 건강에 좋다는 말은 지극히 주관적이고 개인 심리적이라 뭐라고 할 수도 없어요. 본인이 좋다는데 누가 뭐라 할 수 있겠습니까?

여 성: 그도 그렇겠네요.

원 장: 사실 우리 조상들이 했던 정신수련들은 지극히 현세적입니다. 오히려 요가와 흡사한 면이 있어요. 신앙의 대상으로서 신(神)을 섬기는 것이 아니라, 내 안에서 수련을 통해 신성(神性)을 발현하고 삶에서 신성과 하나가 되어, 삶을 보다 값지게 살 수 있도록 하는 신성합일의 목적을 가지고 있기 때문이죠. ==요가의 목적이 신성합일인 것만 봐도 방법과 문화가 다를 뿐 개념이나 지향점이 같다는 것을 알 수 있습니다.== 제가 알아본 바로는 오히려 요가보다도 더 오랜 육체수련의 전통을 가지고 있어요. 요가는 몸을 수련하는 하타요가 최초 경전이 14세기경에 등장하는 반면, 우리 조상들이 했던 정신수련에서의 무예와 육체단련은 연원을 추적하기 힘들 정도로 오래 되었으니 말이죠. 제

가 놀랐던 점은 우리 수련법에서 무예와 자세수련을 할 때 사용하는 호흡방법이 요가에서 하는 확장호흡과 같다는 점이었습니다. 전통 활쏘기에도 그 영향이 있는데 활쏘기 자세 원칙 중에 흉허복실(胸虛腹實)이라고 해서 가슴은 비우고, 배를 실하게 하라는 말이 있는 것만 봐도 제가 지금까지 드린 말씀과 일치합니다.

여 성: 와! 정말 다양하고 깊은 공부를 하셨네요. 옆 동 할머니께 듣기로는 원장님이 무술도 오래 하셨다던데요. 무술뿐 아니라 종교와 역사까지 연결해서 이야기를 들으니 정신이 다 없네요.

원 장: 하하, 흥분해서 그만, 너무 장황하게 떠들었네요.

여 성: 이제는 제가 직접 해보는 과제만 남았네요. 상담 감사드려요.

원 장: 제가 해드릴 수 있는 답변이라면 언제든 알려 드릴테니 편하게 질문하세요.

여 성: 한 달이 다 되어가는데, 이젠 3개월씩 등록하려고 합니다.

원 장: 하하하, 잘 생각하셨습니다.

【 내 몸에서 일어나고 있는 변화 】

요가 수련을 시작한 지 어느새 6개월이 되어 가고 있다. 아직 호흡이 미숙하다는 느낌은 있지만, 나도 모르는 사이에 가슴을 옆으로 확장하는 호흡에 익숙해져가고 있었다. 좀 답답한 느낌이 들 때면 어느새 등을 세우고 가슴을 펴, 깊은 숨을 쉬게 된다. 그러면 언제 그랬느냐는듯 뻐근하고 불편한 느낌이 가시며 편안해지곤 했다. 포기하고 있었던 손목과 어깨의 불편함은 어느 순간부터 느껴지지 않게 되었고, 간헐적으로 일어나던 허리와 다리의 불편함도 잠깐의 휴식만으로도 금세 회복이 되어 나를 놀라게 했다.

그렇다고 아예 아프지 않은 것은 아니었지만, 불편함이 느껴질 때 그것을 해결할 수 있다는 자신감이랄까? 그런 느낌이 들기 시작했다. 나 자신에 대한 합리화인지는 몰라도 어느 순간부터 나도 원장 얘기처럼 이 세상에 불편함 없이, 아프지 않고 사는 사람은 없다고 생각하게 되었다. 누구나 아주 작은 통증이나 불편함은 가지고 있다. 다만 그것에 대해 느끼지 못하고 있고 또 어떻게 관리해야 할지 몰라 그저 세월 탓만 하고 있을 뿐이라고 말이다. 어쩌다 남편이 몸이 불편하다고 하면 정해진 멘트처럼 "그게 다 관리를 안 해서 그래! 나이 탓은 무슨 나이 탓이야! 그

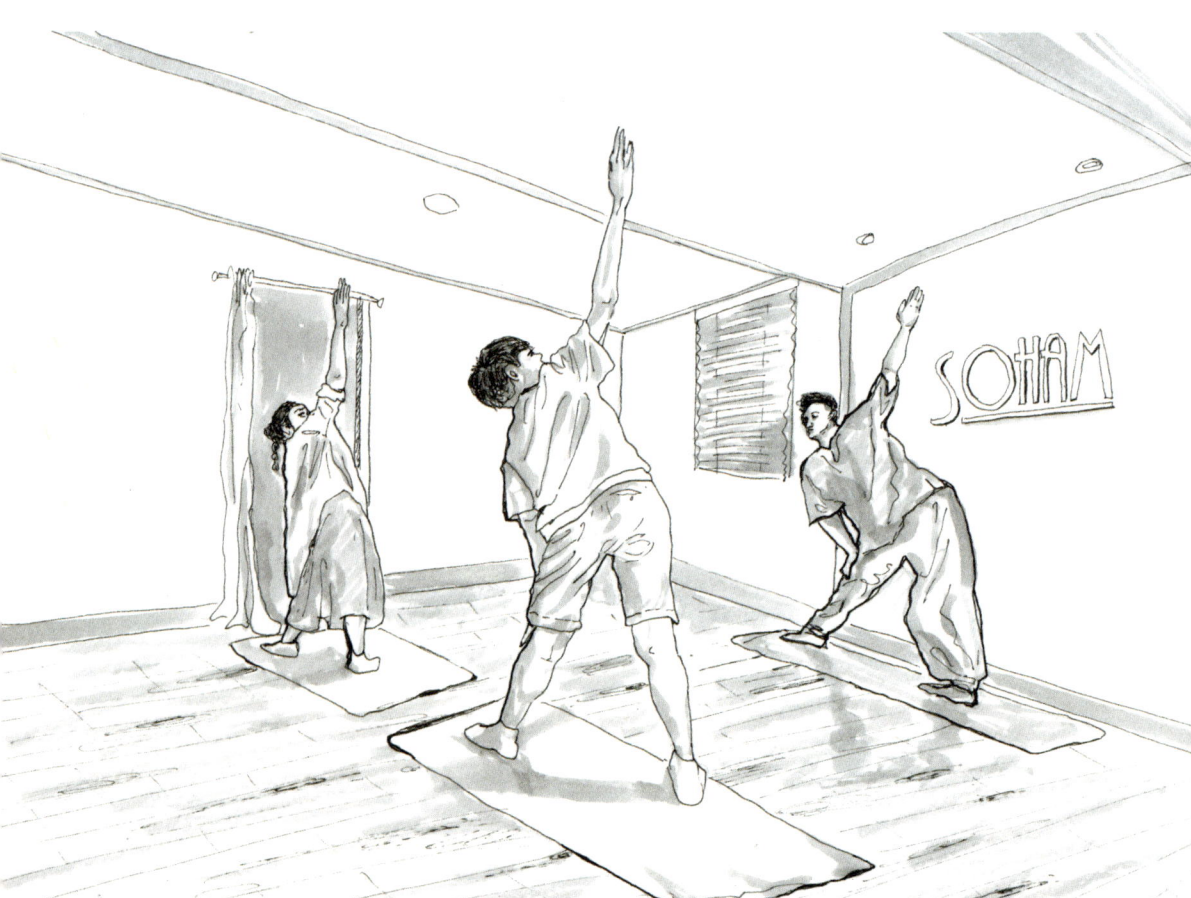

러지 말고 요가하러 같이 가자니까!"라고 쏘아 붙였다. 물론 남편은 아직까지 들은 척도 하지 않지만, 언젠가는 꼭 강제로라도 끌고 가고 싶은 마음이다.

【 본격적인 요가의 세계로 】

다른 회원들이나 일반인이라면 몸이 좋아지고 불편한 증상이 개선되는 것으로 만족했겠지만, 나는 성격이 특이해서 좋은 것이 있으면 그 원리에 대해 좀 더 알고 싶은 호기심이 많다. 치유요가와 확장호흡은 아주 깊은 전문 지식은 아니었지만 대중적이거나 일반적인 지식도 아니었다. 전문적인 지식은 부담스럽고, 일반적인 지식은 잘못 알려진 것들이나 개인의 편견과 주관적인 견해가 많은 편이니까. 그래서 나는 조금 어려워도 깊이가 있고 폭넓은 정보와 지식을 좋아한다.

그런 내게 몇 개월의 요가 수련과 그로 인한 긍정적인 효과들은, 자연스럽게 요가를 더 알고 싶게 만들었다. 그렇다고 요가에 푹 빠진 것은 아니었다. 내가 추구하는 것은 어디까지나 호기심을 충족시킬 정도의 조금 깊고 넓은 지식이었으니까. 하지만 요가수업과 원장과의 면담만으로 내 궁금증과 호기심을 충족시키기에는 좀 부족한 느낌이었다. 요가 수업이라는 것이 거의 대부분 호흡과 자세 위주로 진행되다 보니 더 깊은 지식에 접근하는 것은 어려워 보였고, 같은 질문을 계속 반복하기도 좀 미안했다. 그렇다고 요가 지도자 과정을 신청하기에는 비용과 시간이 여의치 않았다. 지도자 수업에서 다루는 주제들도 부담스러웠다.

호흡, 제대로 알고 있는가?

다만, 요가 관련 카페는 다양한 자료를 검토해 볼 수 있기에 가끔씩 들여다보았다. 대부분의 워크숍 과정은 요가 강사들 위주로 진행되고 있었고 기능해부학과 필라테스가 가장 많았다. 하나의 요가 스타일을 단기간에 전문적으로 수료하는 과정이 대부분이었다. 호흡과 명상 강좌도 눈에 띠었는데, 내용을 자세히 보면 일어나는 호흡을 관찰하고 몸도 주어진 그대로의 수준에서 편안한 상태를 찾으라는 정도였다. 하나같이 내 마음에 차는 것은 없었다.

그러다 우연히 요가 카페에서 눈에 띠는 워크숍 공지를 보게 되었다. 척추 관련된 뭐라고 써 있었는데, 요가에 관심 있는 일반인도 환영한다는 점이 마음에 들었다. 내용은 호흡과 자세에 대한 기초강의였는데 핵심 주제는 내가 하고 있는 요가와 비슷해 보였다. 게다가 요가 스타일을 배우기만 하는 것이 아니라, 집에서 할 수 있을 만큼 간단한 연결 자세들도 가르쳐준다는 안내까지 발견했다. 그래서 강사와 장소를 확인하기 위해 마우스 스크롤을 내렸다.

가만히 장소를 살펴보니 우리 요가원이 아닌가! 그 순간 망치로 머리를 한 대 맞은 것처럼 멍해졌다. 강사도 원장 이름과 같았다. 그러고 보니 요가원 입구와 수련장에 뭘 한다고 써 있었던 것 같긴 했다. 하 참! 난 도대체 뭘 알아본 것일까. 내가 다니고 있는 요가원에서 이런 워크숍을 하는데, 모르고 있었다니! 지도자 과정이려니 하고 제대로 보지 않고 넘어간 탓이었다. 어쩐지 내용이 나하고 잘 맞는 느낌이더라니….

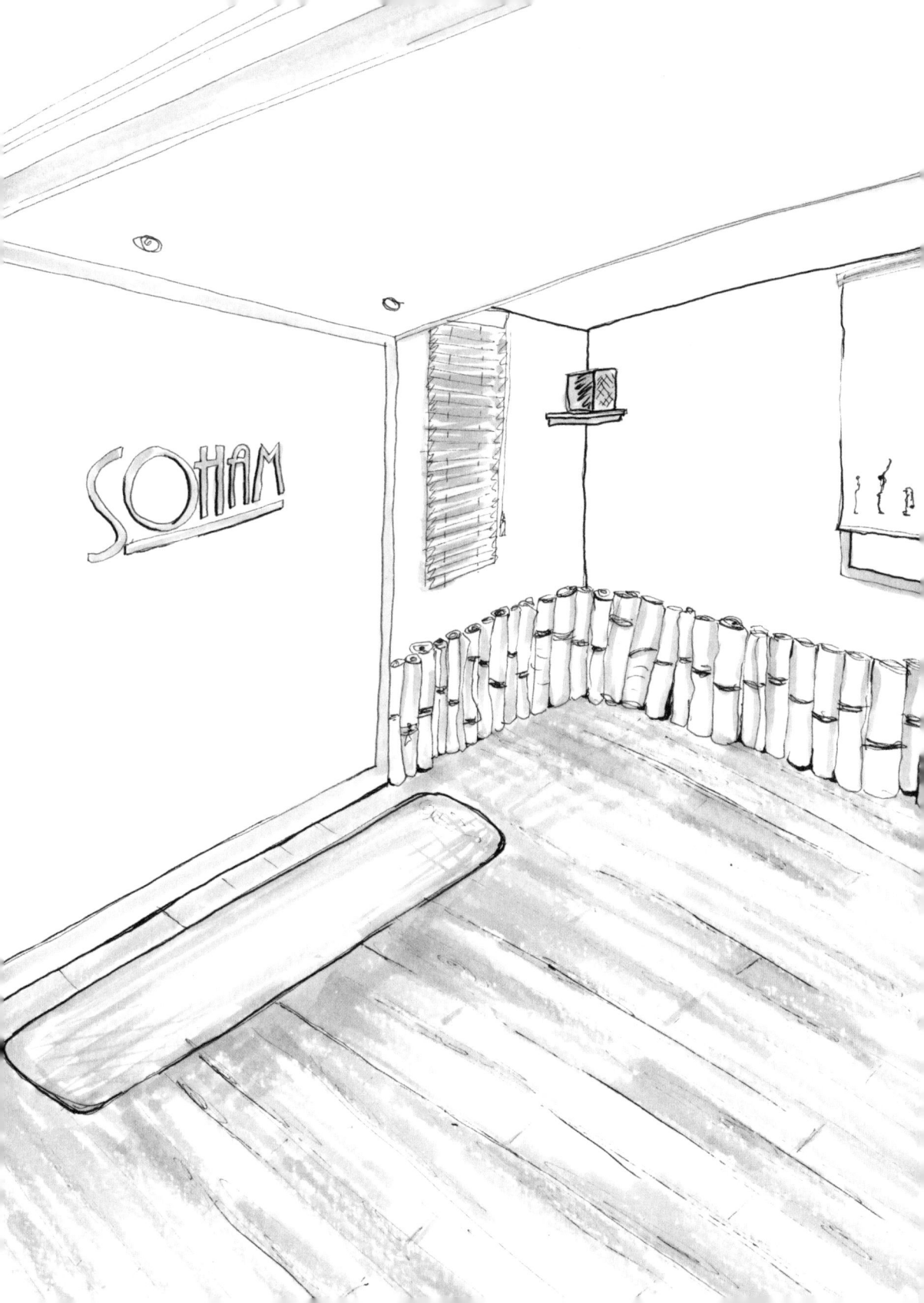

내가 몰랐던
내게 필요한
요가!

【 워크숍 풍경 】

원장이 진행하는 워크숍은 한 달간 매주 일요일 오후에 진행하는 4주 과정이었다. 그러니까 4번만 수강하면 끝나는 아주 심플한 과정이다. 하루에 배정된 시간도 4시간 정도였다. 이 과정은 지도자 과정을 수료한 사람들의 보수교육 과정이며, 일반인이나 다른 협회의 강사들에게도 열려 있는 오픈 강좌라고 했다. 다른 워크숍들도 마찬가지지만 말이 워크숍이지 사실 연구집회라기보다는 그냥 강의 성격이 강했다.

요가원 수련장 안에는 이미 10명 좀 넘는 사람들이 앉아 있었다. 나이는 20대에서 50대 중반까지 다양했고, 지도자 과정 진행 중인 사람들이라 평일 수업시간에도 본적이 있는 사람들이 많았다. 처음 보는 사람들도 몇 명 있었지만 다들 앉아서 수업이 시작되기를 기다리며 미리 나눠준 교안을 보고 있었다. 나도 얼굴이 익숙한 사람 몇 명과 간단한 눈인사를 나누고 그들 틈에 섞여 매트를 깔고 앉았다. 2시가 되자 원장이 보드마커를 들고 강의를 시작했다.

원 장: 안녕하세요!

모 두: 안녕하세요!

원 장: 반갑습니다. 일정이나 내용은 나눠드린 자료를 통해 모두 살펴보셨을 거라 믿습니다. 질병이나 증후군을 바라보는 요가의 기본적인 입장은, '몸이 성장하고 강해지면 자연스럽게 사라지는 증상'일 뿐이라는 것입니다. 이 워크숍도 정신수련 이전에 필수적인 육체강화를 목적으로 합니다. 이론적인 측면보다는 호흡법과 아사나(Asana, 자세) 위주가 될 것입니다. 오늘은 기본적인 이해를 위한 이야기들을 간략하게 나눠보겠습니다. 궁금한 사항은 그때 그때 질문해주시기 바랍니다.

【 요가가 필요하지 않은 사람은 없다 】

원 장: 제가 단언하건대 요가가 뭔지 모르는 사람은 있어도, 요가가 필요하지 않은 사람은 없습니다.

모 두: ……?

원 장: 지도자 교육을 수료하신 분들은 제가 하도 많이 한 이야기라 이미 알고 계시겠지만, 복습차원에서 그 이유를 하나씩 살펴보겠습니다. 우리 주변부터 한번 둘러볼까요? 100년 전과는 분명 많은 것들이 몰라보게 발전했습니다. 교통수단은 물론이고 의료나 과학기술이 정말 빠른 속도로 발전했습니다. 당장 스마트폰이 우리 손에 들려있죠. 컴퓨터 기술뿐 아니라, 인터넷 통신망도 엄청나게 발달해서 집에서 클릭 한 번이면 물건이 집으로 배달되는 세상에 살고 있습니다. 그런데 정작 우리는 몸을 덜

사용하는데도, 왜! 허리, 어깨, 목이 아픈 사람들은 점점 늘어만 갈까요? 과거에는 몸으로 하는 일이 많아서 아팠다고 할 수 있었겠지만, 요즘은 책상 앞에 앉아서 마우스와 키보드만 움직이는데 왜 아픈 사람이 늘어나는 것일까요?

회원 1: 스마트폰을 오래 보거나 컴퓨터 앞에 장시간 앉아 있어서 그런 게 아닐까요?

원 장: 왜요? 힘들게 움직이는 것도 아니고 가만히 앉아만 있지 않습니까? 가까운 곳도 대부분 차량으로 이동하잖아요?

회원 1: 구부정한 자세 때문에요!

원 장: 구부정한 자세가 뭘 어쨌게요?

회원 1: 뭐 일단은 보기에 안 좋고요. 오랜시간 구부정하게 있으면 목도 아프고 허리도 아프고 하잖아요. 차를 타도 앉아 있고, 사무실에서도 앉아 있으니까요.

원 장: 그러면 왜 구부정한 자세로 오래 앉아 있으면 힘들고 아픈 걸까요? 대부분은 그 자세가 편해서 그렇게들 앉아 있잖아요?

회원 2: 운동량이 부족해서 그런게 아닐까요?

원 장: 운동량이 많은 운동선수들도 오래 앉아 있으면 힘들고 아프다고 하던데요. 오히려 움직이는 데 특화되어 있는 근육 구성비율을 가진 선수들에게 하루 종일 앉아서 사무노동을 시켜보세요. 제 주변에도 운동하다가 사무직으로 전환한 사람들이 꽤 있는데, 오히려 운동 안 한 사람들보다 더 못 버팁니다. 그렇다면 운동량이 부족해서 과연 아픈 것이 맞는 걸까요?

모 두: ……?

원 장: 우리의 환경은 몸을 움직이지 않아도 되는 반면에, 같은 자세

로 오랜 시간을 버텨야만 합니다. 조금 전에 한 분이 구부정한 자세로 오래 앉아 있는 것이 문제라고 말씀하셨는데, 맞습니다! 하지만, 반듯한 자세로 오랜시간 앉아 있는 것도 힘든 일입니다. 오랜 시간을 앉아 있는 것이 문제입니다. 구부정한 자세로 앉아 있다면 당연히 한쪽 근육은 쉬겠지만, 반대로 등과 허리 근육은 과하게 늘어나 혹사당하게 되니 그런 자세로 오래 버티기는 더 힘들겠죠. 자세를 바르게 한다는 것은 전체적인 균형을 잡아 버티는 시간을 좀 더 늘여주고 몸에 오는 자극을 줄여 크게 불편하지 않도록 만들어주는 정도입니다. ==한 자세로 오래 버티는 것은 누구에게나 힘든 일입니다.== 우리가 자세를 유지할 때 사용하는 근육을 자세근이라고 부르고, 이런 근육들은 대체로 우리 몸의 중심부인 척추와 골격에 직접 부착되어 있어 코어 근육이라고 부르기도 합니다. 우리가 살아가는 환경은 ==몸을 덜 움직이지만 코어 근육을 점점 더 혹사시키는 환경==으로 변하고 있습니다. 교통수단을 이용하더라도 걷는 시간보다 가만히 앉아 있거나 서 있는 시간이 더 길어지고 있습니다. 스마트폰도 가만히 한 자세로 버티면서 들여다봐야 합니다. 컴퓨터 작업을 하거나 인터넷 쇼핑을 하는 상황도 마찬가지겠죠. 또한 한 자세로 버티기만 하는 것이 아니라 엄청난 정신집중을 필요로 합니다. 마우스 클릭 한 번을 쉽게 이야기하지만, ==물건을 하나 사더라도 그냥 아무거나 살 수 있나요?== 비교하고 따져보고 일일이 세심하게 살펴야 합니다. 물건이 내가 필요로 하는 것이 맞는지 어디가 더 싼지 집중해야만 합니다. 마우스 클릭 한 번을 하기 위해 ==엄청난 정신 에너지를 사용==하고 있는 것

치유엔 요가, 요가엔 호흡 _자세만으론 치유되지 않는 우리 몸의 비밀

이죠! 아이들이 게임을 할 때 문제가 되는 것도 바로 이 부분입니다. 몸을 많이 움직여야 신체가 골고루 발달할 텐데, 게임에 집중하느라 모든 에너지를 뇌의 한 부분으로만 보내게 됩니다. 신체 발달이 제대로 이루어지기 힘들죠. 당연히 자세가 좋을 리 없겠죠. 구부정한 자세로 게임을 할테니 말이죠. 이렇게 우리의 몸은 정신노동과 장시간의 버티기에 시달리고 있는데, 우리가 하는 운동은 이런 환경 변화에 맞춰져 있을까요? 걷고, 뛰고, 산을 타고, 무거운 것을 들어 근육을 키우는 거의 대부분의 운동들이 자세근에 도움이 되기보다는, 실질적으로는 피로와 긴장을 가중시키는 역할을 합니다. 그렇다면, 자세근을 단련하고 이완시키는 운동은 무엇일까요?

모 두: 요가요!

원 장: 네, 사실 그런 운동은 요가 하나뿐입니다. 병원에서는 스트레칭만 해도 좋아진다고들 하지만, 실제로 호흡이 받쳐주지 못하는 스트레칭은 오히려 독이 될 수도 있습니다. 물론 스트레칭이라고 알려주는 모든 동작과 자세들은 요가 자세입니다. 스트레칭도 요가 수련의 일부분인 거죠. 요가의 역사를 보면, 우리가 지금 겪고 있는 환경적 변화에 대응하는 과정과 무척이나 유사합니다. 요가의 역사는 보통 5000년이 넘은 것으로 알려져 있습니다만, 그 대부분의 역사는 우리가 명상이라고 알고 있는 라자요가(Raja yoga)의 범주에 들어가는 것들입니다. 우리가 현재 요가라고 이해하고 있는 자세수련, 즉 아사나(Asana)가 포함된 육체강화수련을 하타요가(Hatha yoga)라고 부릅니다. 하타요가 최초의 경전이 14세기에 처음 등장합니다. 물론 분위

기가 무르익는 데 시간이 좀 걸렸겠지만, 대략 5000년 정도라고 하는 요가 역사에서 800년 정도의 하타요가 역사는 짧다면 짧다고 할 수 있죠. 표면적으로는 '육체도 신이 주신 선물인데 몸의 욕구를 존중해야 된다'는 탄트라 운동의 영향으로 하타요가가 발생했다고 합니다. 하지만 그것을 받아들일 때에는 아마도 내적인 명상수련을 하면서 몸이 힘들고 아파서 그것을 보완하고 뒷받침하기 위한 목적이었을 것으로 많은 학자들은 보고 있습니다. 하타요가는 장시간 앉아서 깊은 명상을 하기 위해, 버티는 근육을 강화시키고 긴장을 풀어 자연치유 효과를 높이기 위한 체계를 가지고 있습니다. 지금 우리가 처한 환경을 극복하기 위한 방법과 유사하지 않나요?

모 두: 네~.

원 장: 왠지 대답이 건성으로 들리는데요.

회원 2: 큰 틀에서는 이해가 가는데요. 왜 꼭 요가여야 하는지 자세하게는 아직 납득이 잘 안됩니다.

원 장: 이제 설명드릴 근육의 성질과 호흡의 필요성을 듣고 나시면 아마도 제가 왜 이런 이야기를 하는지 이해하실 겁니다. 모든 사람들에게 왜 요가가 필요한지 해부·생리학적인 측면을 살펴보겠습니다.

【 우리 몸의 두 가지 근육 】

원 장: 우리 몸에는 크게 세 종류의 근육이 있습니다. 심장근육과 내장근육, 골격근육이 그것입니다. 우리가 보통, 근육이라고 부

르는 것은 몸을 움직이는 데 사용되는 골격근을 가리킵니다. 골격근은 총 600여 개 정도가 있는 것으로 알려져 있지요. 이 골격근들은 에너지를 합성하는 방식에 따라 두 가지 성질을 가진 근육 섬유로 나누어집니다. 그 기준은 근육을 움직이게 하는 에너지인 ATP(아데노신 3인산)를 어떤 방식으로 합성하는가입니다. 어려운 용어가 하나 나왔죠? ATP는 생물체의 모든 활동에 사용되는 에너지라고 생각하시면 됩니다. 이 ATP를 합성해서 생성하는 첫 번째 방식은 '산화적 인산화' 과정입니다. 흔히 '유산소성'이라고 부르는 방식이죠. 산소를 공급받아 그 에너지로 ATP를 합성하는 인산화과정을 진행한다고 해서 붙여진 이름입니다. 어렵게 생각하실 건 없고, 산소를 에너지로 사용하는 근육이라고 이해하시면 됩니다. 두 번째 방식은 '혐기성 해당' 과정입니다. 이름에서도 알 수 있듯이 이 과정은 에너지 대사에 산소를 필요로 하지 않고, 우리가 음식을 먹어서 공급하는 포도당을 사용합니다. 먹는 것을 통해 에너지를 얻는 근육이라고 이해하시면 되지요. 이 두 가지 성질의 근육섬유는 수축, 이완하는 속도도 차이가 나는데요. 그 원리까지 들어가면 복잡하니까 간략하게 짝을 지어서 살펴보면, 산소를 에너지로 사용하는 유산소성 근섬유들은 수축이완을 하는 속도가 느린 편이라 서근(徐筋)이라고 부릅니다. 먹는 것을 통해 에너지를 공급받는 해당성 근섬유들은 수축이완 속도가 빨라 속근(速筋)이라고 부르죠. 그래서 보통은 '유산소성 서근섬유'(slow-twitch muscle), '해당성 속근섬유'(fast-twitch muscle)라고 붙여서 부릅니다. 물론 수축이완 속도가 중간 정도인 유산소성 속근 섬유도 있긴 하지만, 이 역시 '해당성 속근'에 비해 속도가 느리고 에너지를 얻는 통로가 유산소성이기 때문에 그냥 서근 쪽에 붙여서 함께 지근(遲筋)이라고 부릅니다. 수축이완 속도가 느린 근육인 지근들은 유산소성, 즉 산소를 에너지로 사용하는 근육이라고 볼 수 있구요. 주로 척추주변이나 골격에 부착되어 지속적으로 자세를 유지하거나 지속적인 힘을 사용할 때 버티는 용도로 사용됩니다. 아무래도 호흡을 통해 산소를 지속적으로 공급할 수 있어서 에너지 효율성이 높아 이러한 형태를 띤 것으로 보입니다. 그에 비해 수축이완 속도가 빠른 속근들은 해당성, 즉 먹어서 만들어진 에너지를 사용합니다. 이 근육들은 수축이완을 통해 몸을 움직이고 순간적인 힘을 내는 데 주로 사용됩니다. 아무래도 음식물을 소화시켜 에너지를 얻다 보니 에너지를 공급하는 데 한계가 있고, 피로를 빨리 느끼는 편입니다. 또 지속적으로 자극을 주면 굵어지는 성질을 가지고 있습니다. 우리 몸의 겉을 덮고 있으며 외형적인 미를 추구하는 보디빌딩에서 주로 단련하는 근육입니다. 이렇게 두 가지 근육의 성질에 대해서 살펴봤습니다.

【 디스크와 협착에 대한 오해 】

원 장: 이제 근육 성질을 통해서 유추할 수 있는 것들을 살펴보겠습니다. 우선 살펴볼 근육은 바로 유산소성 서근섬유로 구성되어 있는 코어 근육입니다. 이 근육은 쓰임과 특성에 따라서 자세근, 긴장근, 지근, 적색근이라는 여러 가지 이름으로 불립니다.

자세근과 지근에 대한 설명은 이미 드렸으니까 긴장근과 적색근이란 이름에 대해 한번 살펴보겠습니다. 긴장근이란 이름은 지근들이 수축, 이완하는 방식 때문에 붙여진 이름입니다. 이 근육들은 길이가 늘어나고 줄어들면서 수축과 이완을 하지 않고, 자세를 유지해야 하기 때문에 단단하게 굳어졌다, 풀어졌다 하는 방식으로 수축이완을 합니다. 긴장상태를 유지하여 우리가 한 자세로 버틸 수 있도록 만들어주기 때문에 붙여진 이름입니다. 긴장을 통해 자세를 유지할 수 있도록 하는 특징 때문에 코어 근육들은 대부분 머리끝에서 발끝까지 긴장을 서로 공유합니다. 특히 척추 주변은 그 긴장을 끼치는 영향이 목과 어깨는 물론이고 골반과 다리, 심지어는 팔근육까지도 영향을 서로 주고받습니다. 힘을 주어 버티는 상황을 상상해 보시면 왜 그런 특징을 갖는지 알 수 있을 겁니다. 서로 손을 맞잡고 한 번 당겨 보세요. 서로 안 끌려가려고 당기다 보면 온몸에 힘이 다 들어 가는 것을 느낄 수 있습니다. 자세근이다 보니 몇 개의 근육만으로 자세를 유지할 수가 없어서 서로 협동하는 형태를 띠고 있기에 나타나는 역학적 특징이겠죠. 수축이완 속도가 느리고 긴장을 전체적으로 공유하는 성질 때문에 긴장과 피로가 쉽게 풀리지 않을 뿐더러, 긴장이 풀리기도 전에 또 다시 일을 해야 하니까 계속해서 피로가 누적되는 것입니다. 때문에 그냥 잠만 자거나 쉬어서는 그 긴장이 잘 안 풀릴 때가 많아서 인위적으로 근육을 이완시키고 산소도 공급해줘야 합니다. 또한 길이가 늘어나거나 줄어드는 특성을 가진 근육은 아니지만, 긴장이 과해지면 굳어지는 선에서 끝나는 것이 아니라 근육의 면적이 굵어지며 짧아지기도 합니다. 바로 이러한 상태 때문에 척추 사이가 좁아지게 되어 디스크가 통증의 주범이라는 오해를 사기도 하죠. 실제 통증은 이 근육 때문에 혈액순환과 산소 공급이 잘 되지 않아 발생하는데도 말입니다.

회원 2: 원장님 그러면 디스크가 통증의 주범이 아니라는 말씀인가요?

원 장: 네! 그 부분은 좀 더 살펴보고 넘어가야겠네요. 우리가 흔히 듣는 디스크라는 증상명의 정확한 명칭은 '추간판탈출증'이라고 합니다. 디스크는 척추사이원반(intervertebral disc) 또는 추간판(椎間板)이라고 부르는데, 이 추간판은 섬유연골로 되어 있어서 뇌에서 내려오는 척수신경을 보호하면서 외부에서 오는 충격을 완충해주고 몸통을 좌우 또는 앞뒤로 움직이게 하는 기능을 합니다. 척추 사이가 좁아지면 디스크가 눌려서 옆으로 돌출하게 되고, 척추 사이가 늘어나면 다시 원래대로 돌아가는 유연성을 가지고 있습니다. 디스크가 돌출하는 이유가 당연히 척추 사이가 좁아져서일 텐데, 왜 좁아졌는지를 먼저 규명하지는 않고 그 튀어나온 증상만으로 섣불리 통증의 원인이라고 단정내린 것에서부터 문제가 시작됩니다. 의학계에서는 이 부분에 의견이 분분하고 시술법도 10년 단위로 바뀌고 있습니다. 최근에는 디스크 수술을 하지 말라는 의사들이 더 많아지고 있는 추세이고, 운동이나 적당한 휴식이 더 도움이 된다는 소견을 많이 이야기하고 있습니다. 척추 사이에 있는 디스크가 돌출되어 옆의 신경을 눌렀기 때문에 다리 쪽의 통증이 발생한다는 이야기는 정말 황당한 이야기가 아닐 수 없습니다. 같은 의사들끼리도 이 내용에 대해서는 회의적이고 비판하는 의견이

많습니다. 왜일까요?

회원 2: 다들 의사가 그렇다니까 그런 줄 알았지, 우리가 자세한 내용을 알 수 있나요! 자세히 물어보면 나오는 대답도 늘 하던 이야기의 반복인걸요. 뭐 간혹 근육이 문제니까 쉬라고 이야기하는 의사들도 보긴 했습니다만….

원 장: 그랬을 겁니다. 보통은 어깨나 팔이 저린 분들은 목 디스크 진단을, 엉덩이나 다리가 불편한 분들은 허리 디스크 진단을 가장 많이 받습니다. 이건 저 혼자 주장하는 것이 아니라, 정형외과 전문의가 쓴 책에도 나오는 내용인데요. 우리의 신경은 자극이나 신호를 감지해서 뇌로 보내는 역할을 하는데, 위쪽에서 신경이 눌리거나 문제가 생기면 그 아래쪽은 마비가 오거나 운동 장애가 생기지, 통증이 오지는 않는다는 의견입니다. 쉬운 예로 교통사고 환자 중에 척수신경을 다쳐서 하반신 마비나 전신마비인 사람들을 보면 움직이지도 못하고 통증도 느끼지 못합니다. 따라서 통증이 느껴지는 부위는 그 부분의 문제라는 것이죠. 그것도 근육에서 느껴지는 통증이니 당연히 근육의 문제일 거구요. 사실 디스크가 눌려서 돌출되는 이유도 그렇지만 목과 허리의 자세근들이 과하게 긴장해서 척추 사이가 좁아지면 당연히 디스크가 돌출되겠죠. <mark>문제는 디스크가 아니라 과긴장한 자세근에 있다는 지적은 이미 오래전부터 있어 왔습니다.</mark> 또한 일자목이나 일자허리, 전만증, 후만증, 측만증, 골반 틀어짐 등 모든 골격 관련된 증상의 주원인은 자세근이라고 볼 수 있습니다. <mark>뼈가 혼자 틀어질 수 있을까요?</mark> 당연히 그 뼈를 잡고 있는 직접 근육인 자세근이 과하게 긴장하고, 그 긴장하는

양상이 좌우나 앞뒤가 다르게 나타나기 때문에 골격이 비틀어지는 것입니다.

회원 2: 일자목이 통증을 일으키는 원인이 아니라, 통증이 일어나서 일자목이 되거나 골반이 틀어질 수도 있는 거네요?

원 장: 일자목이라고 하더라도 아프지 않은 분들도 많이 있습니다. 골반이 틀어져서 다리 길이에 차이가 나도 멀쩡한 사람이 있는가 하면, 일자목도 아니고 골반이 잘 정렬되어 있으며 병원에서는 이상이 없다는 소견을 받아도 본인은 죽을 만큼 아파하는 사람도 있고요.

회원 2: 그럼 뭐가 어떻게 되는 건가요?

원 장: 복잡하게 생각하실 것 없습니다. 일자목이나 골반 틀어짐도 자세근의 불균형과 과긴장으로 나타나는 증상일 뿐이고, 통증도 자세근의 과긴장으로 나타나는 증상인 겁니다. 즉, 별개의 증상으로 보면 된다는 거죠. 디스크가 돌출되는 것도 같은 맥락입니다. 통증과 상관없이 나타나는 경우도 많거든요.

회원 2: 네, 별도의 증상으로 보라는 거군요.

원 장: 사실 전문가들 중에는 이런 이해도 없이 골격만 가지고 이야기하는 사람들이 종종 있습니다. 그러면서 통증의 원인을 일자목이나 틀어진 골반이라고 이야기합니다. 일자목이나 골반 문제도 자세근의 긴장에 의해 나타난 증상일 뿐인데, 별다른 연관성도 없이 그것을 통증의 원인이라고 하는 것은 어이없는 이야기죠. 코어 근육의 긴장근으로서의 특성을 살펴보면, 통증을 일으키는 원인과 어떻게 몸 관리를 해야 하는지에 대한 답을 찾을 수 있습니다. 원인을 알면 해법이 보이는 법이죠.

치유엔 요가, 요가엔 호흡 _자세만으론 치유되지 않는 우리 몸의 비밀

회원 2: 그럼 원장님 자세근은 왜 긴장하는 건가요?

원 장: 자세근이 긴장하는 원인은 크게 세 가지입니다. 첫 번째는 물리적인 충격이고, 두 번째는 과하게 혹사시켜서 생기는 피로이며, 세 번째는 스트레스 신호로 인한 과긴장입니다. 아마도 이 중 한 가지 이상은 모두 경험이 있으실 겁니다. 교통사고나 넘어져서 아픈 경험일 수도 있고, 과로로 인해 불편을 느끼는 경우는 흔하게 겪는 일이고요. 스트레스도 마찬가지겠죠. 살면서 신경 안 쓰고 스트레스 안 받고 사는 사람이 어디 있겠습니까?

회원 2: 그야 그렇죠!

【 스트레스도 통증의 원인이다 】

원 장: 스트레스에 의한 자세근 긴장이 통증으로 연결되는 것과 관련해서 치료사례나 이론들이 꽤 있습니다. 미국 베스트셀러 '통증혁명'이라는 책에 소개된 뉴욕의대 재활의학과 교수 '존 사노' 박사의 '긴장성근육통증후군(Tension Myositis Syndrome, 일명 TMS)'에 대한 견해는 무척 진보적입니다. 이름에서도 알 수 있듯이 통증이 심리적 긴장, 스트레스, 무의식에 잠재되고 억압된 감정들에게 의해 나타난다는 주장은 그냥 이론이 아니라 임상에서 환자들을 직접 대면하고 치료하면서 겪은 일을 상세하게 기록하고 있어서 무척이나 흥미롭습니다. 이밖에도 통증뿐 아니라, 자가면역질환이 심리적 억압과 정신적인 스트레스 회피반응에 의해 일어난다는 주장과 임상을 담은 책들도 국내에 꽤 많이 소개되어 있습니다. 관심 있으신 분들은 한번 찾아

내가 몰랐던 내게 필요한 요가!

서 읽어보시면 좋겠네요. 사실 스트레스와 통증의 연관성에 대해서는 이미 많은 연구가 진행되어 신뢰할 만한 임상사례들이 꽤 많습니다. 대중적인 관심을 받지 못하다 보니 부각되지 않아서 잘들 모를 뿐이죠. 이미 우리 의학계에서도 어느 정도 인정하고 있습니다.

회원 2: 제가 가 봤던 병원에서는 그런 말이 없던데요?

원 장: 일반적으로 병원에서 정확한 원인을 알지 못하는 질환이나 증상들에 대해 붙이는 꼬리표가 하나 있죠. '신경성입니다!'라는.

모 두: 아!

원 장: 신경성이라는 말이 뭘 뜻하는지 다들 아시죠! 심인성질환, 즉 몸에 나타나는 증상의 원인이 정신적인 스트레스에 있다는 말이죠. 병의 원인에 대한 스트레스와의 연관성, 그 접점에 바로 자세근육이 있습니다. 뇌파 바이오 피드백 분야에서는 사람의 주의 방식에 따라 나타나는 몸의 반응을 연구해서, 뇌파조절을 통해 우울증이나 여러 가지 통증을 조절하고 집중력을 향상시키는 연구가 오래전부터 지속적으로 이루어져왔습니다. 이 부분이 명상과 요가 수련법들과 비슷한 면이 있어서 좀 소개하고 넘어가겠습니다. 사람이 주의를 기울이는 방식은 크게 두 가지가 있다고 합니다. 어떤 것에 집중할 때 주변의 사물을 인지하지 못하고 한 가지에만 모든 신경이 집중되는 좁은 분리형 주의와 휴식을 취할 때 나타나는 넓은 합일형 주의가 그것입니다. 이 두 가지 주의 방식에 따라서 몸도 각기 다르게 반응을 합니다. 사람이 맹수와 마주친 상황을 한번 가정해보겠습니다. 어떨까요?

회원1: 엄청 긴장하겠죠. 살려고 도망쳐야 할테니까요!

원 장: 그러고요?

모 두: ……?

원 장: 주의가 좁아지면, 교감신경계가 반응해서 스트레스 상황을 벗어나기 위해 또는 목적한 것을 이루기 위해 몸이 반응을 하게 됩니다. 일단은 도망치거나 싸우거나 해야 하니 당연히 근육을 잘 사용할 수 있게 큰 근육에는 혈액 공급이 원활하게 될 것이고, 중심근육은 언제라도 몸을 움직일 수 있도록 일정수준 이상의 긴장상태를 만들어 놓고 있겠죠. 몸을 움직일 때는 항상 자세근이 가장 먼저 동원되기 때문에 긴장이 풀려 있을 수가 없게 됩니다. 반대로 소화, 흡수나 배설 같은 기능은 억제되겠죠. 자! 맹수의 손아귀에서 벗어나 목숨을 건졌습니다. 그러면 우리 몸에 어떤 반응이 일어날까요?

회원 2: 몸에 힘이 빠지고 축 늘어지지 않을까요!

원 장: 네, 그렇습니다. 우리가 큰일 치르고 나서 긴장이 풀렸을 때를 생각해보면 좋겠습니다. 몸살 나는 분들도 있잖아요. 몸살도 속근육의 긴장이 풀리면서 근육이 회복되는 과정입니다. 좁아졌던 주의가 다시 넓어지면서 근육의 긴장이 풀려 사용했던 에너지를 복구할 테고, 소화, 흡수, 배설 기능이 살아나서 몸이 순환되기 시작할 겁니다. 여기서 중요한 점은 우리가 평소 어떤 주의 방식을 주로 사용하는가에 따라 우리 몸의 상태가 결정된다는 점입니다. 주로 어떤 주의 방식을 사용하고 있나요?

여 성: 저는 계속 신경 쓸 일이 많아서 아무래도 좁은 분리형 주의 방식을 주로 사용하고 있는 것 같아요.

내가 몰랐던 내게 필요한 요가!

원 장: 사실 다른 분들도 마찬가지일 겁니다. 저도 그렇구요. 우리가 살아가고 있는 환경 자체가 집중을 많이 할 수밖에 없으니까요. 우리는 모두 좁은 분리형 주의를 지속적으로 사용하다 보니 소화기능은 떨어지고 자세근은 항상 긴장한 상태가 지속됩니다. 에너지를 과하게 사용하고 있는 상태인데, 과연 유산소성인 자세근에 필요한 호흡은 얼마나 하고 있을까요?

회원 2: 가뭄에 콩 나듯이요!

모 두: 하하하!

원 장: 맞습니다. 이제 자세근과 호흡의 필요성은 다들 인지하신 것 같네요. 하던 이야기는 마저 해야겠죠. 방금 설명해드린 이유 때문에 긴장이 지속되어 우울증을 겪거나 통증을 느끼는 분들이 의외로 많습니다. 항상 좁은 분리형 주의 속에서 긴장된 상태로 살다보니, 피로가 해소되지 못한 체 계속 누적되고 통증 한계선을 넘어서고 말죠. 만성피로, 만성소화불량, 두통은 기본이고 목, 허리, 어깨 통증 등 우리가 겪어본 수많은 통증에는 이런 주의 방식이 직·간접적으로 영향을 주고 있습니다. 이러한 좁은 분리형 주의를 어떻게 하면 신속하게 넓은 합일형 주의로 돌릴 수 있을까요?

회원 1: 쉬어야지요. 여행을 가거나요.

원 장: 오~, 이제는 바로 정답을 이야기하시네요. 여행을 가는 것도 주의 방식 전환에 도움이 많이 됩니다. 하지만 일 조금 하다가 매번 여행을 갈 수는 없잖아요? 매번 그렇게 하면 밥벌이는 누가 하나요! 그래서 요가와 명상 같은 방법들이 필요한 것이죠. 바이오피드백 분야에서 뇌과학자들이 한 연구가 바로 이런 것

들입니다. 어떻게 하면 좁은 분리형 주의의 비상모드를 빠르게 접고, 넓은 합일형 주의로 전환할 수 있는지. 그 해답을 뇌과학자들은 명상과 무예수련, 요가 수련법에서 찾았습니다. 의식을 확장하는 명상법 중에 빈 공간에 의식을 두고 비어 있음을 인지하는 명상법이 있는데요. 왜 그런지는 모르지만, 특이하게도 <mark>비어있는 공간을 상상하고 그 공간에 집중하면 좁혀져 있던 주의 방식이 넓어지면서 몸의 긴장이 풀리는 현상</mark>이 일어났다고 합니다. 그리고 의식이 깊어지다 보면 집중과 확장된 의식이 동시에 일어나는 합일된 주의 방식에 도달하게 되었답니다. 이 상태가 되면 뇌에서 알파파가 측정된다고 하고요. 여기에서 합일된 상태는 몸과 마음이 편안해진 명상 상태와 같았다고 합니다. 이런 상태를 명상에서는 삼매라고 하고요. 요가에서는 '사마디'라고 부릅니다. 사실 합일된 깊은 의식 상태까지 도달하지 않아도 주의 방식이 좀 넓어지면 우리 몸의 부교감신경이 작동해서 근육의 긴장이 풀리고 순환이 일어납니다. 사실 일반사람들에게 필요한 것은 여기까지가 아닐까 싶습니다. 사람들에게 필요한 것은 깊은 명상으로 가는 어려운 수련이 아니라, 편안한 몸으로 잘 살 수 있는 적당한 관리 방법일 테니까요! 이런 효과를 얻기 위한 방법 중에는 <mark>'요가 니드라'</mark>도 있습니다. 니드라(Nidra)는 잠을 뜻하는 산스크리트어입니다. 아마 본 센터에서 수련하시는 분들은 아사나 수련 끝나고 누워서 쉴 동안에 제가 들려 드리는 녹음 멘트와 함께 의식 순환 방법을 해 보셨을 겁니다. 이런 방법이 발전해서 몸의 한 부위에 의식을 집중하고, 의식적으로 긴장을 푸는 연습을 하는 심상이완법이 개발되어 암 환자나 통증 환자들의 치유에 활용되고 있습니다. 요가원 카페에 올려 놓은 파일이 있으니 긴장 푸실 때 활용하시면 좋겠습니다.

회원 1: 어쨌든 요가 수련을 하면 다 되는 거 아닌가요?

원 장: 일단은 그렇죠!

회원 2: 원장님, 1시간이 넘었는데 잠깐 쉬었다가 하시죠!

여 성: 워크숍도 설렁설렁 쉬엄쉬엄 해야죠.

원 장: 하하하, 알겠습니다. 자세근의 성질로서 적색근에 대한 부분은 잠깐 쉬었다가 다음 시간에 진행하겠습니다.

확장호흡과 함께
완성되는
치유요가

【 내 몸을 살리는 유일한 방법, 호흡 】

원 장: 다들 자리에 오셨나요?

모 두: 네~.

원 장: 다음 내용으로 넘어가기 전에 질문 하나 하겠습니다. 제가 이렇게 긴 시간을 할애하면서까지 자세근의 성질에 대해 이야기하는 이유가 뭘까요?

모 두: ……?

원 장: 마음이 몸에 끼치는 영향 때문입니다. 요가 수련에서 자세를 배워 익히는 것은 사실 아주 작은 부분입니다. 자세 하나 호흡 한 번을 하더라도, 이것을 왜 하는지 합리적인 이해를 하고 그것을 바탕으로 이 방법을 통해서 내 몸이 정말 좋아지고 살아날 거라는 마음가짐으로 수련하는 것이 중요합니다. 그럴 때 진정한 요가의 신비를 경험할 수 있습니다. 너무 거창한가요?

모 두: ……!

원 장: 똑같은 호흡을 하더라도, 누군가는 비염이 치유되고 피부가 개선되며 체력이 향상되는데, 또 다른 누군가는 아무런 효과가

없다고 합니다. 도대체 뭐가 달라서 이런 차이가 나는 것일까요? 실제 제가 겪은 일들입니다. 저하고 비슷한 시기에 요가를 시작한 한 강사는 비염도 그렇고 뭐하나 좋아지는 것이 없다고 투덜댔습니다. 그렇다고 그 사람이 요가 수련을 대충한다거나 하지도 않았습니다. 저는 한 3년 열심히 하니까 심폐기능이 좋아져서 평생 고질로 달고 살았던 비염이 사라졌어요. 나중에야 안 사실이지만, 그 사람은 호흡에 대한 이해가 전혀 없었습니다. 그냥 선생님이 가르쳐주는 대로 따라만 한 거죠. 저는 호기심이 많아서 이것저것 찾아보고 공부하는 과정에서 호흡이 정말 중요하다는 사실을 이해했습니다. 자세 하나를 하더라도, 혹은 쉴 때 조차도 이 호흡을 통해 내 몸이 살아난다는 이해와 생각을 가지고 했던 거죠. 지금 여러분도 마찬가지입니다. 제가 이런 설명 없이 그냥 "호흡이 중요하니까, 열심히 하세요!"라고만 한다면 과연 몇 분이나 열심히 하실지 모르는 일입니다. 제가 경험했던 이해의 힘을 여러분과 나누고 싶어서 이런 워크숍도 만들게 되었습니다. 부디 여기 계신 모든 분들이 저와 같은 이해의 힘을 통해 더 건강해지고 제대로 된 요가의 효과를 느껴보셨으면 좋겠습니다.

모 두: 네~!

원 장: 자! 그럼 자세근의 다른 이름인 적색근에 대해서 살펴보겠습니다. 적색근이란 명칭은 이름 그대로 근육이 붉게 보이기 때문에 생겼습니다. 근육의 차이를 눈으로 확인하고 싶으시면 닭고기를 살펴보시면 쉽게 구분이 되실 겁니다. 다리살과 가슴살이 질감이나 색깔에서 서로 다르다는 것을 느끼실 거예요. 아

니면 오늘 저녁 댁에 가서서 치킨 한 마리 드시면서 확인해보시기 바랍니다.

회원들: 네~, 알 거 같아요.

원 장: 근육이 적색으로 보이는 것은 미오글로빈(myoglobin)이라는 근육 속의 단백질 때문입니다. 미오글로빈은 적색의 색소를 다량 함유하고 있어 붉게 보이는 것인데요. 과학자들은 혈액의 헤모글로빈과 비슷한 이 단백질을 산소 확보를 위한 저장체로 보고 있습니다. 적색근은 주로 지속적인 활동을 요구하는 부위에서 보이는데요. 자세 유지를 위해 지속적으로 긴장하는 코어 근육은 당연하고, 심장근이나 호흡에 사용되는 근육들에서도 주로 보입니다. 동물들 중에는 계속해서 날개를 움직여야 하는 조류의 가슴근육이나 온종일 나무에 매달려 있어야 하는 나무늘보의 전신에서 볼 수 있습니다. 하지만 날개가 퇴화된 닭의 가슴근육은 일반 조류와 다르게 백색근이죠.

회원 1: 나무늘보는 온몸이 다 적색근이라서 그렇게 느린 건가 봐요?

모 두: 하하하!

원 장: 하하! 잘 이해하고 계시네요. 유산소성 속근섬유도 적색근이기 때문에 항상 느린 것만은 아니지만, 그래도 해당성 속근에 비해서는 순발력이 많이 떨어지니까 느린 거겠죠. 근육이 적색으로 보이는 것은 산소를 저장하는 단백질인 미오글로빈이 붉은색이기 때문이라고 말씀드렸습니다. 당연히 적색을 띠는 근육은 산소를 에너지로 사용한다고 볼 수 있겠죠. 이와 반대로 해당성 속근섬유들은 주로 음식을 소화해서 얻은 당으로 에너지를 만들기 때문에 산소를 필요로 하지 않습니다. 백색으로 보

여겨서 백색근이라고 부르기도 합니다. 물론 에너지 대사 과정에서 산소를 많이 필요로 하지 않는다는 것이지, 우리 몸의 세포가 산소 없이 기능을 유지할 수는 없습니다. 몸의 모든 부분에서 산소를 필요로 하죠. 학교 과학시간에 외호흡과 내호흡에 대해서 배우셨을 거예요. 외호흡이 근육을 움직여 숨쉬는 작용이라면, 내호흡은 몸속 세포에서 일어나는 산소와 이산화탄소 교환 작용이라고요. 음식은 며칠 먹지 않아도 살 수 있지만, 호흡은 잠시라도 안 하면 죽게 되는 것처럼 호흡은 생명체에게 무척이나 중요한 에너지 대사 작용입니다. 우리는 여기서 산소를 통해 에너지를 만드는 세포 내 소기관에 대해 주목할 필요가 있습니다. 이 소기관은 음식을 소화하여 얻은 포도당과 몸에 축적되어 있는 지방산을 가지고도 ATP를 만들지만, 주로 산소를 이용해 더 많은 양의 ATP를 생산합니다. 이 소기관을 '미토콘드리아(mitochondria)'라고 합니다. 그리스어로 실을 의미하는 단어 '미토스(Mitos)'와 알갱이 또는 입자를 뜻하는 '콘드린(Chondrin)'을 합성해 만든 명칭인데요. 미토콘드리아의 기능을 이해하면, 호흡과 요가 수련 방식이 건강에 기여하는 바를 더 확실히 이해할 수 있습니다. 요즘 들어 활성산소에 대한 이야기가 종종 들리는데요. 혹시 활성산소가 뭔지 아시는 분?

회원 2: 몸속에서 만들어진 산소로, 산화력이 강해서 다른 생체조직들에 손상을 입히는 물질이라고 들었어요. 그래서 항산화제 많이들 먹잖아요.

원 장: 대부분은 그렇게만 알고 계실 겁니다. 이 활성산소는 '산소 자유라디칼'이라고 하는데, 바로 미토콘드리아가 산소로 ATP를

만들 때 소량 생산됩니다. 자유라디칼이란 용어는 짝지어서 안정화된 전자와는 달리 짝짓지 않은 불안정한 전자를 가지고 있는 분자를 의미합니다. 그러니 반응성이 커서 스치기만 해도 눈이 맞는 것처럼 어떤 반응들을 일으키는 거죠. 우리 몸에서 만들어지는 자유라디칼 중에서 산소로 된 것을 활성산소라고 합니다. 문제는 활성산소를 이용해 상업적인 수단으로 포장해서 항산화제 같은 물건을 팔다보니 그 해로움을 과대포장하는 일이죠. ==활성산소는 다른 세포를 공격하기도 하지만, 세포가 증식하거나 분화되는 데 필요한 대사작용을 만들기도 합니다.== 또 병원체나 이물질을 제거하는 강한 살균작용을 하기도 하고요. 활성산소가 부족하면 인슐린 민감성이 떨어져 당뇨가 올 수도 있습니다.

회원 1: 그럼 유해산소로만 볼 게 아니네요.

원 장: 그렇죠. 사실 우리 몸에서는 활성산소가 많이 나오면 이것을 조절하기 위한 효소가 나옵니다. 이 때문에 항산화제 같은 약품으로 활성산소를 제거하려는 시도를 어리석은 짓으로 규정하는 학자들도 꽤 있습니다. 몸에서 필요한 작용을 일으키지 못하기 때문에 다른 엉뚱한 피해가 올 수 있다는 것이죠.

회원 1: 그러면 항산화제 같은 건강보조식품은 안 먹어도 되나요?

원 장: 과하게 의존하지 말라는 이야기지, 건강보조식품 자체가 도움이 되지 않는다는 이야기는 아닙니다. 건강을 위해서는 식사량을 70~80% 정도의 포만감이 느껴질 정도로 드시는 것이 좋다고 하는데, 경우에 따라서 이 정도로는 에너지가 부족할 수 있기 때문에, 필요하면 좀 더 드시는 것도 좋죠. 간혹 적게 움직

이고 적게 먹으면 활성산소도 적게 나올 것이라고 생각해서 운동도 안 하고 먹는 것도 극히 자제하는 엉뚱한 사람들이 있습니다. 활성산소가 과잉생산되는 경우는 스트레스를 많이 받아서 혈액순환에 장애가 생기거나 환경오염으로 인해 호흡작용이 제대로 일어나지 않는 등 몸과 마음이 불편한 상태일 때라고 학자들은 이야기합니다. 제대로 호흡하는 건강한 상태에서는 활성산소가 과하게 만들어지지 않는다는 거죠. 오히려 적게 먹고 적게 움직이게 되면 에너지가 부족한 상태가 되어 노화가 촉진되고 기력이 떨어져서 수명을 단축하게 된다고 과학자들은 경고합니다. 그래서 노화방지와 건강을 위해서 요가 수련을 추천하는 학자들이 많습니다. 버티고 늘여주는 작용을 통해 적색근을 단련할 수 있는 몇 안 되는 운동인데다, 호흡을 많이 할 수 있다는 장점 때문이죠.

회원 2: 적당히 먹고, 충분히 숨쉬고, 활력적으로 움직이라는 말씀이죠? 그리고 요가 수련은 꼭 해야 되고요!

원 장: 네~. 한 가지 더 살펴볼 점은 해당과정에서도 근육의 피로를 덜어주기 위해서는 산소가 필요하다는 점입니다. 음식물 섭취로 인해 생성된 포도당은 효소작용을 통해서 '피루브산(pyruvic acid)'이란 물질로 분해되어 미토콘드리아에 의해 ATP로 전환됩니다. 이때 산소가 없으면 피루브산은 근육의 피로를 불러오는 젖산(lactic acid)이 되고, 산소가 있으면 에너지로 전환됩니다. 운동 후에 피로회복을 위해서는 호흡이 필수적입니다.

여 성: 원장님, 그럼 자세근의 피로를 회복하는 데도 호흡이 효과적인가요?

원 장: 이제 그 이야기를 하려고 했는데, 선수를 빼앗겼네요. 자세근이 긴장하는 원인 세 가지 중에서 물리적인 충격과 피로, 이 두 가지는 호흡과 함께하는 적절한 아사나 수련만한 치유방법은 거의 없다고 봐도 지나치지 않습니다. 다만, 스트레스에 의한 증상들은 자신이 무엇 때문에 신경을 쓰고 있는지 인지하지 못하면 계속 자세근이 긴장하기 때문에, 자신을 돌아보고 관찰하는 명상이 더 필요합니다. 전 시간에 설명드렸던 '긴장성근육통증후군'에 대한 처방으로 존 사노 박사가 하는 유일한 치료는 상담과 강의뿐입니다. 하지만 <mark>심리적인 긴장이라 하더라도 긴장은 물리적인 근육이 하는 것이기 때문에 호흡은 긴장을 풀 때 커다란 역할을 합니다.</mark> 실제로 심인성 통증으로 보이는 사례에서 호흡을 지도하고 적절한 아사나를 시행하게 되면 통증의 강도가 줄고, 회복속도도 훨씬 빠르게 나타났던 경험을 수없이 했습니다. 요가는 이런 부분에 탁월한 효과가 있습니다. 인체에 필요한 산소를 충분히 공급할 수 있는 호흡과 함께 자세근을 이완시키면서 단련할 수 있고요. 심리적인 부분을 해결할 때도 다른 이와의 상담없이 <mark>스스로 근본적인 부분을 해결</mark>할 수 있을 정도로 다양한 치유적 측면을 갖추고 있습니다. 이러한 측면을 뒤집어서 생각하면, 마음 먹기에 따라 통증 해결은 물론이고, 몸의 기능을 조절하여 놀랄 만한 일들을 할 수 있는 능력까지 키울 수 있습니다.

【 그 어떤 운동보다 요가를 먼저 해야 하는 이유 】

원 장: 앞의 내용들을 간략하게 연결해서 생각해보겠습니다. 우리는 갈수록 자세근을 더 많이 사용할 수 밖에 없는 환경에서 살고 있는데 자세근의 특성에 대해서 잘 모르고 어떻게 관리해야 하는지 잘 모르고 있습니다. 더욱이 이 자세근이 주로 있는 부위는 척주와 골격 주변입니다. 척추가 모여서 기둥을 이루고 있는 척주는 뇌에서 내려오는 신경중추인 척수신경을 보호하는 역할을 하는데, 자세근의 긴장이 심해지면 척수신경의 주변을 압박해서 각 장기로 전달되는 정상적인 신호를 방해합니다. 디스크가 신경을 눌러 통증을 일으키는 것이 아니라, 자세근이 긴장해서 신경을 압박해 마비와 기능저하 현상을 불러오는 것이죠. 물론 디스크가 돌출되는 것도 자세근의 긴장 때문입니다. 이런 기능 저하 현상은 생활 습관병들과 모두 연관되어 있습니다. 자세근이 과하게 긴장하여 압박하고 있으니 각 기관들이 제대로 된 호르몬을 분비하거나 활동을 하지 못하는 것이죠. 또한 자세근이 신경만 압박하는 것이 아니라, 혈관도 압박하여 좁아지게 만드니 전체적인 혈액공급에도 문제가 발생합니다. 조절신호도 제대로 오지 않고, 영양공급도 제대로 되지 않는데 장기 기능이 온전한 것이 오히려 이상할 정도입니다.

회원 1: 원장님, 그러면 고혈압이나 당뇨와도 연관성이 있나요?

원 장: 고혈압 환자들 중에 원인을 알 수 없다고 하는 '본태성 고혈압' 환자들이 전체 고혈압 환자의 95%라고 합니다. 이것이 무엇을 말하는 것인지 유추가 되지 않나요? 분명한 원인이 있는 고혈

압이 극히 적다는 의미는, 나머지 고혈압의 경우 자세근 긴장으로 인해 전반적으로 혈관이 좁아지면서 생기는 증상으로 볼 수 있는 것이죠. 당뇨의 경우도 제1형인 소아당뇨보다는 식습관과 운동부족, 스트레스 등을 원인으로 꼽는 제2형 당뇨에서 그 연관성이 크다고 봅니다.

회원 1: 그러면, 자세근의 긴장을 풀어서 순환이 잘 되면 대부분의 질병이 사라지겠네요?

회원 2: 정말로 만병통치네요!

원 장: 사실 하나로 다 되는 방법은 없지만 감당할 수 있는 범위가 넓기는 하죠. 버티고 늘여주고 적극적으로 호흡하는 요가 수련이 자세근을 관리할 수 있는 유일한 방법이자 가장 적합한 방법이라고 해도 과언이 아닙니다. 시중에 유행하는 운동법 대부분이 웨이트 트레이닝을 기반에 둔 긴장성 운동입니다. 요가 자세를 응용하여 긴장성 운동을 시키는 방법도 꽤 오래전부터 있어 왔습니다. 근육을 강화시키려면 적절한 긴장도 필요합니다만, 이미 피로와 스트레스로 긴장하고 있는 근육을 더 긴장시키기만 하면 오히려 건강을 악화시키는 경우가 많습니다. 특히, 자세근의 긴장으로 순환이 되지 않아 부어 있는 사람이 다이어트한답시고 적게 먹고 긴장성 운동을 잔뜩 실시하고요. 그러니 대부분 운동하다 힘들어서 포기하게 됩니다. 간혹 체력 조절을 잘해서 성공하는 사람이 천 명 중 한 명 정도 있긴 합니다만, 너무 비효율적입니다. 먼저 자신의 상태가 부은 것인지 살찐 것인지 파악해야 합니다. 살찐 것은 나쁜 것이 아닙니다. 수많은 통계자료에서 살찐 사람이 마른 사람보다 오래 사는 것으

로 나왔습니다. 문제는 살찐 몸이 아니라 부은 몸입니다. 일단 아프고 불편한 곳이 있다면 부었다고 봐야합니다. 병적인 부기가 비만으로 연결됩니다.

회원 3: 원장님 그럼 부기는 어떻게 빼야 하나요?

원 장: 요가해서 빼셔야죠! 여태 그 설명을 드렸는데, 당연한 걸 물으시네요.

모 두: 하하하!

원 장: 자세근의 성질상 호흡을 적극적으로 해서 영양을 공급하고, 경직된 근육을 적당히 늘여서 이완시켜야 합니다. 또 적당한 선에서 버티기도 하면서 강화도 시켜줘야 순환이 일어나면서 부기가 빠집니다. 어떤 운동을 하든지 필수적으로 요가 수련을 병행하거나 먼저 해야 합니다.

여 성: 원장님, 그럼 걷기는 어떤가요? 병원에서도 그렇고 걷기가 건강에 좋다고 하는 이야기들 많이 하는데요.

원 장: 적절한 체력안배와 걸음걸이도 신경 쓰면서 잘 걸어야 좋은 거죠. 자신의 평소 습관대로 무작정 오래 걷기만 한다면 오히려 더 안 좋습니다. 다리 근육은 지근의 분포가 특히 많은 부분입니다. 물구나무를 서서 버틴다고 상상해 보세요. 얼마나 버틸 수 있으시겠어요?

회원 1: 한 10초 정도요.

원 장: 10초도 오래 버티는 겁니다. 누가 잡아줘도 아예 물구나무를 서지 못하는 사람들이 많습니다. 팔로는 체중을 지탱조차 하지 못하는데, 다리는 어떻습니까? 하루 종일 서 있고 앉아 있고 걷고 뛰어도 괜찮죠. 그래서 허벅지 근육이 건강의 척도라

는 말까지 있을 정도입니다. 오랜 시간 동안 써먹기만 하고 풀어주지 않아 다리 근육 안쪽의 지근들은 피로하고 경직된 상태로 방치되어 있습니다. 이런 상태에서 좋지 않은 걷기 습관 그대로 30분씩 걷는다면 어떻게 될까요? 건강에 도움이 될까요?

모 두: ……!

원 장: 다리에 무리가 와서 저리고 아프고, 엉덩이가 아픈 증상도 모자라 허리까지 불편하게 될 겁니다. 다리는 우리 몸에서 가장 큰 덩어리의 근육입니다. 이 근육에 무리가 오면 골반은 물론이고, 복부 안쪽으로 연결된 큰허리근에까지 긴장이 전달돼 허리를 펼 수 없는 증상도 생길 수 있습니다.

여 성: 어머, 다리가 피곤한 것 때문에 허리까지 아프다구요?

원 장: 물론입니다. 다리근육은 골반을 지나 허리와 가슴 아래까지 뻗어 있습니다. 반대로 이야기하면 몸통의 코어 근육이 다리까지 내려와 있다고 봐야겠죠. 이러한 근육들은 서로 겹쳐져서 함께 힘을 쓰기 때문에 긴장도 함께 공유합니다. 당연히 다리 근육이 과긴장하면 허리뿐 아니라 등과 어깨와 목까지도 경직되어 전체적으로 통증이 일어납니다. 얼마전 TV 방송에 이런 내용이 나오더군요. '하체 근육의 둘레가 가늘면 심장과 관상동맥 질환의 위험성이 높아진다'고 하면서, 스포츠의학 전문의가 하체 근육이 발달하면 심장질환은 물론이고 성인병도 예방할 수 있다고요. 취지는 좋지만 그분이 소개한 운동은 스쿼트(앉았다 일어났다 하는 운동)였습니다. 스쿼트는 좋은 운동이지만, 하체가 과긴장된 사람들의 경우 아무리 잘해도 허벅지 근육이 과하게 긴장해서 무릎과 허리에 통증을 불러 올 수 있습니다. 스쿼

트 같은 운동은 하체의 코어 근육들을 풀어주고 늘여주고 순환이 잘 되게 만든 이후에 하는 것이 효과적입니다. 걷기도 마찬가지입니다. 순수하게 걷는 운동 자체는 훌륭한 운동이지만, 자신의 상태를 고려하지 않고 무작정 걷는 것은 도움이 되지 않습니다. 다리에 불편한 느낌이 있다거나 엉덩이나 허리쪽에 불편한 느낌이 있다면, 100% 심부근육 과긴장 상태이니 걷기보다 근육을 먼저 풀어주어야 합니다. 아프고 불편해서 걷기도 힘든데 더 무리해서 등산을 가는 분들도 있습니다만, 어쨌든 중요한 것은 하체가 경직되어 있고 피곤한 상태이니 우선 요가를 해야 된다는 말씀을 드립니다.

【 호흡이 없으면 요가가 아니다 】

원 장: 지금까지의 이야기만으로도 자세근이 우리의 일상에 주는 영향이 크다는 것을 알 수 있겠죠?

모 두: 네!

원 장: 자세근의 성질을 이해하고 단련하기에 적합한 운동방법으로서의 요가도 충분히 이해하셨으리라 봅니다. 이해하셨나요?

모 두: 네~.

원 장: 다음 시간부터는 본격적인 척추 정렬을 위한 강화 요가 시퀀스를 학습할 텐데요. 여기에서 한 번 더 강조하고 싶을 만큼 중요한 부분이 호흡입니다. 자세근의 성질에서 가장 중요한 부분이 바로 유산소성입니다. 호흡을 제대로 하느냐 하지 않느냐에 따라 효과가 하늘과 땅 만큼 차이가 날 수 있으니까요. 문제는 사

람들이 많이 하는 운동뿐만 아니라 대중화된 요가수업에서조차 제대로 숨을 쉬지 않는다는 점입니다. 몸의 각 부위를 특화한다는 운동과 요가는 물론이고 온갖 도구들을 사용하는 다양한 운동법과 척추를 정렬하는 방법이 존재합니다. 그런데 이때 가장 중요한 호흡은 전혀 언급을 안 하거나, 몸을 강화시키는 데 도움이 되지 않는 복식호흡을 소개하는 경우도 많습니다. 전문가라는 사람들조차 온갖 과학이론을 끌어다 붙여 이 운동은 어디에 좋고 저 운동은 어디에 좋다고 말을 하면서도 정작 기본적인 근육의 성질 하나 제대로 설명을 못하고 호흡에 대해서는 거의 문외한이라는 점도 안타깝습니다. 호흡에 대한 인식이 이 지경이니 아프고 힘들 때 해야 하는 요가가, 유연하고 날씬한 사람들의 몸매관리 정도로 잘못 인식되기도 하는 것이죠.

회원 2: 일반 요가수업에서는 복식호흡이라고 말만 하지 어떻게 하라고 설명도 안 해주는 경우가 많아요. 필라테스하면서 배웠던 호흡이 그나마 원장님이 알려주신 호흡과 비슷하던데, 속도가 너무 빠르고 얕은 느낌이었습니다. 일반적으로 알고 있는 복식호흡으로도 깊은 호흡이 좀 되는 것 같은데, 그런 복식호흡은 잘못된 방법인가요?

원 장: 좋은 질문입니다. 필라테스에 대한 부분은 구조를 설명하면서 이야기하기로 하구요, 우선 결론부터 말씀드리면 복식호흡 자체가 문제되는 것이 아닙니다. 과하게 집중적으로 했을 때 문제를 일으킵니다. 호흡도 일종의 도구라고 보셔야 합니다. 도구는 그 형태에 따라서 효율성과 쓰임이 다르죠. 육체를 강화하려면 호흡량을 늘려 산소를 많이 공급하기 위한 호흡법을 사

용해야 하고, 명상을 할 때는 명상에 방해되지 않을 정도로 편안한 최소한의 호흡을 해야 합니다. <mark>복식호흡은 사용하는 분야에 따라서 완전히 다른 의미로 사용되는 경우가 많습니다.</mark> 일반적인 사람들이 생각하는 복식호흡이란 들숨에서 배를 내밀고, 날숨에서 배가 들어가는 호흡이겠죠. 하지만 성악이나 호흡으로 부는 악기 연주에서의 복식호흡은 배에 힘을 단단히 주어 복압을 유지한 상태에서 가슴을 옆으로 벌리는 방식의 호흡입니다. 배에 힘을 주고 하기 때문에 복식호흡이라는 것이죠.

회원 1: 그럼 지금까지 우리가 잘못 알고 있었던 건가요?

원 장: 잘못 알았다기보다는 한 가지 쓰임에 대한 용어를 제한적으로 알고 계셨다고 봐야죠. 보통 흉식호흡의 경우도 가슴 전체의 늑간근을 이용해서 숨을 쉬는 방식인데도, 일부 여성들이 속옷의 압박 때문에 가슴을 확장할 수 없어 어깨만 위로 올리면서 하는 얕은 호흡을 가리키는 용어로 잘못 사용되고 있습니다. 이런 얕은 호흡은 어깨호흡이라고 불러야 적당할 것입니다. <mark>복식호흡도 사용하는 부위의 명칭으로 부른다면 '횡격막(diaphragm, 가로막) 호흡'이라고 불러야겠죠.</mark> 횡격막이 어디 있는지 다들 아시죠? 가슴과 복부를 나누는 이 근육성 막은 마치 돔처럼 생겨서 호흡에 따라 두 가지 움직임을 나타냅니다. 일반적으로 많이 알려진 움직임은 가운데 있는 돔의 중앙부분이 수축해 내려오면서 복부에 있는 장기를 압박해 배가 앞으로 나오는 식으로 움직이죠. 물론 우리는 평상시 배가 많이 나오지 않는 적당한 수준에서 이 방식으로 호흡을 하고 있습니다. 호흡량이 적지만, 호흡에 에너지를 많이 사용하지 않아도 되기

때문에 뇌가 생각할 때는 에너지를 아낄 수 있는 최적의 호흡이라고 판단하죠. 이 방식을 일부러 과하게 배를 내밀면서 하다 보면 횡격막이 긴장하고 그 주변 근육까지 긴장시켜서 혈액순환과 신경흐름에 문제를 일으킵니다. 제가 지적한 부분은 바로 이 문제라고 보시면 됩니다. 두 번째 움직임은 우리가 하면서도 인지를 못하는 경우가 많은데요. 중앙의 돔이 약간 내려오면서 밑에 있는 횡격막 아래쪽을 옆으로 확장시키는 움직임입니다. 갈비뼈 전체가 벌어지지 않고 아래쪽 갈비뼈만 벌어지며, 배가 나오지 않는 호흡방법입니다. 필라테스에서는 주로 이 방식의 횡격막 호흡을 합니다. 그래서 호흡이 아주 깊게 느껴지지 않는 것이죠. 필라테스 강사들은 흉복식호흡이다, 흉곽성 복식호흡이다, 여러 가지로 부르기도 하고 어떨 땐 흉식호흡으로 이야기하는 사람들도 있습니다. 몸을 긴장시켜 움직임과 버티는 자세를 병행하다 보니 흉곽 전체를 확장하는 깊은 호흡을 하기에는 무리가 있는 게 사실입니다. 필라테스 자체도 파워하우스라고 하는 복부와 허리 전체의 근육을 긴장시키는 운동이고 자세근을 긴장해서 단련하는 방식에 치중되어 있다 보니, 몸이 괜찮은 사람들에게는 상관 없지만 아프고 체력적으로 힘든 사람들이나 자세근이 과긴장 되어 있는 사람들에게는 무리가 되는 운동입니다.

회원 3: 그럼, 호흡량을 늘이려면 어떤 방식으로 숨을 쉬어야 할까요?

【 확장호흡, 이렇게 호흡해야 한다 】

원 장: 이런 이야기를 처음 듣는 분들이 있다는 것을 제가 간과했네요. 죄송합니다! 우리가 이제 배우게 될 우짜이 호흡은 흉곽 전체를 팽창시키는 흉식호흡이자 확장호흡입니다. 들이쉴 때 가슴 전체를 부풀리고, 내쉴 때는 들이쉴 때와 같은 길이로 조절해서 내쉬는 방법이죠. 이때는 물론 어깨가 위로 올라오지 않도록 긴장을 풀고, 천천히 깊게 해야 하기 때문에 반드시 코로 해야 합니다. 감기에 걸려서 코가 막히는 상황에서도 들숨은 코로 할 수 있기 때문에 코로 들이쉬고 내쉴 때만 입술을 오므려 천천히 입으로 내쉬는 방법도 있습니다. 숨이 벅찰 때도 이렇게 하는 것이 효과적입니다. 코는 숨을 들이쉴 때 공기를 정화하고 습도를 맞춰주는 역할을 합니다. 또한 공기가 긴 비강을 통과하는 동안 알맞은 온도로 덥혀지고, 일정 수준 이상의 압력도 만들어냅니다. 호흡근을 단련할 수 있도록 일정한 압력을 유지해야 하죠. 과격하게 움직인 후에 숨이 차서 입으로 숨을 쉴 때야 어쩔 수 없지만, 스스로 조절할 수 있는 수준이 되면 코를 이용해 확장호흡을 해야 호흡량이 늘어나고 심폐기능이 향상됩니다.

여 성: 원장님, 그런데 호흡은 왜 길게 해야 하나요?

원 장: 호흡작용은 우리 몸의 폐 안에 있는 폐포(허파꽈리, alveola)에서 산소와 이산화탄소가 교환되는 작용입니다. 폐포에서 공기가 움직이지 않고 멈추어 있으면 가스 교환이 잘 일어나지 않기 때문에 적당한 속도로 움직여주어야 합니다. 반대로 너무 빨리

움직여도 문제가 됩니다. 우리 몸의 혈액은 일정 수준 이상의 이산화탄소 농도를 보유하고 있어야 합니다. 여러 가지 원인에 의한 과호흡 증후군의 경우 호흡이 너무 빨리 일어나면서 이산화탄소가 부족해지는데요. 혈액이 알칼리화되면서 심장과 뇌에 충격을 주어 생명에 위협이 되는 여러 가지 증상이 나타납니다. 그래서 가스 교환이 일어날 수 있도록 운동성은 갖되 최대한 몸에 무리가 되지 않고 대사작용이 자연스럽게 일어날 수 있도록 천천히 호흡해야 합니다. 천천히 호흡하면 몸이 편안해지면서 심리상태도 안정을 찾게 됩니다. 의식적으로 호흡을 천천히 조절하려면 당연히 가슴을 확장하면서 호흡하는 방식으로 하셔야 합니다.

회원 3: 확장호흡과 복식호흡은 어떻게 다른가요?

원 장: 조금 전에도 말씀드렸지만, 확장호흡은 흉곽을 확장시켜 숨을 쉬는 흉식호흡법입니다. 일반적으로 알고 있는 복식호흡이 자연스럽게 일어나는 호흡현상이라고 한다면, 확장호흡은 몸을 단련하거나 호흡량을 의도적으로 늘리기 위해 하는 의식적이고 능동적인 호흡방법이죠. 우리가 한숨을 쉴 때 가끔 확장식 호흡이 일어나긴 하지만, 그외에 일상에서는 거의 일어나지 않는다는 점을 보면 알 수 있습니다. 반면에 일반적인 개념의 복식호흡은 억지로 과하게 하지만 않는다면 무리가 되지 않는 자연스런 호흡입니다. 복식호흡이 무리가 되는 경우는 횡격막을 긴장시켜 배를 과하게 내밀면서 숨을 들이쉬려 할 때 발생합니다. 복식호흡이 횡격막을 사용하는 것과 다르게, 확장호흡은 가슴을 확장하면서 숨을 쉬는 방식이니, 당연히 가슴에 있는

'갈비사이근'들을 사용합니다. '늑간근(intercostal muscle)'이라고도 부르는 이 근육은 횡격막 호흡과는 조금 다른 양상을 보입니다. 횡격막 호흡은 횡격막 근육이 수축되거나, 옆으로 벌어져 경직되는 방식으로 들숨이 이루어집니다. 반면에 늑간근 호흡은 가슴이 팽창하면서 들숨이 일어나기 때문에 갈비뼈 사이에 있는 근육들이 늘어나야 하는 상태가 됩니다. 그런데 우리는 평상시에 이런 방식으로 호흡을 거의 하지 않습니다. 그래서 초반에는 호흡이 깊게 느껴지지도 않고 호흡량도 적을 수밖에 없죠. 이 호흡근도 거의 지근이다 보니 단련하는 데 오랜 시간이 걸리는 점을 감안을 해야 합니다. 이런 이유로 호흡을 연습하는 초반에는 늑간근이 늘어나다가 더 이상 늘어나지 않게 되면 횡격막이 수축하며 내려가 배가 부풀게 됩니다. 어떤 사람들은 이런 현상을 전체 호흡이라고 부르기도 하는데, 완전한 확장호흡이 되다만 과도기적 상태를 권장하는 건 자신의 미숙함을 드러내는 것으로 볼 수밖에 없습니다. 사실 확장호흡이 어느 정도 능숙하게 되려면 3년 이상의 긴 시간이 필요합니다.

회원 3: 3년씩이나요?

원 장: 제가 그렇게 3년 해서 비염도 고치고, 아프고 다쳐서 경직되었던 몸도 회복할 수 있었습니다. 물론 확장호흡을 하면 몸이 좋아진다는 확신 없이는 3년씩이나 하지 못했겠죠. 제대로 하는 방법을 알지 못하는 사람들 입장에서는, 얼마 동안 해보고 이런 것도 있구나 하며 그냥 넘어갔을 테고요. 예전에는 몸을 바꿀 수 있는 이런 확장호흡을 비밀리에 전수했다고 합니다. 인도에서 뿐 아니라 우리나라에서도요. 스승 밑에서 몇년을 온갖

수발을 들며 호흡과 걸음걸이도 배우고, 생활습관도 지도 받아 자세근이 단련되고 집중력이 일반 사람들 수준을 넘어서면, 하산해서 명상으로 원하는 것을 얻든 무예의 고수가 되든 한가닥 할 수 있는 실력자가 되는 거죠. 돈보다는 인연이 있어야 배울 수 있는 비밀스런 방법을, 세상이 좋아져서 막 알려주는데도 안 하는 사람들은 도대체 왜 그런 걸까요?

모 두: 하하하!

원 장: 무엇보다 <mark>흉부전체를 팽창시키는 확장호흡은, 상체의 근육을 거의 대부분 동원하는 효과</mark>가 있습니다. 특히나 척추를 잡고 있는 근육들을 늘이는 효과는 다른 어떤 운동으로도 하기 힘든 방법입니다. 갈비뼈 사이와 겉은 물론이고 안을 싸고 있는 다양한 근육들을 늘여서 운동시키고 척추 사이를 벌려줍니다. 이는 <mark>협착이나 디스크 돌출 등의 증상을 가지고 있는 분들에게 엄청난 도움</mark>이 되죠. 호흡 하나로요!

회원 3: 원장님, 확장호흡은 의식적이고 능동적으로 내가 해야 하는 호흡이고, 복식호흡은 몸을 자연스럽게 놔두면 되는 호흡이라는 말씀이죠?

원 장: 잘 이해하셨네요. 확장호흡은 몸을 강화시킬 때 호흡량을 늘이고 심폐기능을 향상시키는 적극적인 호흡이고요. 일반적으로 알려진 복식호흡은 일상생활에서 자연스럽게 일어나도록 놔두어야 하는 수동적이고 자율적인 호흡입니다. 이 복식호흡은 복부 안쪽의 코어 근육에 긴장이 잘 풀려 있으면, 호흡량이 많지 않아도 편안하게 호흡이 깊게 내려가는 느낌이 듭니다. 그렇게 되면 윗배가 아니라 아랫배가 작은 폭으로 나왔다 들어갔

다 하면서 호흡에 따라 기복을 하게 되는데요, 이것을 단전호흡이라고 합니다. 단전호흡은 명상이나 깊은 의식 상태에서 일어나는 호흡입니다.

회원 3: 단전호흡은 복식호흡이 제대로 되고 깊어진 상태라고 볼 수 있나요?

원 장: 그렇죠. 인위적으로 만들지 않아야 제대로 일어나는 호흡상태입니다. 호흡이 자연스럽고 편안해지다 보면 자연스럽게 호흡이 멈추는 순간이 옵니다. 그것을 요가에서는 '쿰바카(Kumbhaka)'라고 합니다. 쿰바카에는 의식적으로 호흡을 멈추는 방법과 사마디 같은 깊은 명상 상태에서 자기도 모르게 일어나는 자연스러운 쿰바카가 있습니다. 의식적으로 호흡을 멈추는 것에는 몇 가지 종류가 있지만, 명상에서 사용하는 의도적인 쿰바카는 효과면에서 그다지 추천하고 싶지 않네요. 다만, 호흡량을 늘이기 위해 확장호흡으로 숨을 들이 쉰 상태에서 턱을 눌러 머리로 기혈이 올라오지 않게 차단하고, 잠시동안 숨을 참는 방법은 잠깐씩 해보시면 나름 효과가 있습니다. 이는 갈비사이근이 조금 더 잘 늘어나도록 무리하지 않는 선에서 늘이는 방법인데요, 요가 수련과 병행하시면 호흡근들을 단련하는 데 유용합니다. 호흡에 대한 전반적인 내용을 살펴보았습니다. 이제 확장호흡을 어떻게 하는지는 아셨을 텐데요. 이것을 실제로 어떻게 적용할지, 아프고 힘들 때는 어떤 자세와 함께 호흡해야 하는지 살펴보고 잠깐 쉬도록 하겠습니다. 모두 자리에 누워보세요.

【 긴장을 풀어주는 누워서 하는 호흡연습 】

원 장: 편안하게 누운 상태에서 양쪽 무릎을 구부려 세워보세요. 양발의 간격은 골반 너비 정도로 하시고, 무릎이 벌어지거나 안쪽으로 오무라들지 않도록 11자로 세워보세요. 다리에 힘을 적당히 빼더라도 무릎의 간격이 유지되도록, 무릎이 벌어지는 분들은 발을 더 넓게 벌리시고, 무릎이 안으로 기울어지는 분들은 발을 더 좁혀보시기 바랍니다. 머리에는 수건이나 아주 낮은 베개를 받쳐서 턱이 들리지 않도록 자세를 조절합니다. 양손을 양쪽 늑골 옆에 가져다 덮어 보세요. 이제부터 코로 천천히 숨을 들이마시고, 천천히 내쉬어보겠습니다. 들이쉴 때는 가슴을 옆으로 확장하는 느낌으로 가슴 전체를 부풀리며 공기를 가득 채워보세요. 내쉴 때는 자연스럽게 하면서도, 들숨과 같은 길이로 내쉴 수 있도록 길게 조절해서 내쉬어봅니다. 지금 하고 있는 호흡 연습은 처음엔 확장호흡을 연습하는 방법이지만, 몸이 긴장하고 체력이 떨어졌을 때나 허리가 아프고 상체를 펼 수 없을 정도로 코어 근육이 긴장한 상태가 되었을 때 풀어주고 이완시키는 데 효과가 좋은 방법입니다.

요가를 통해 남자들이 강해지는 이유

【 우리 요가원의 명성 】

워크숍이 끝나고 얼마되지 않은 주말이었다. 골프 치러 갔던 남편이 얼굴 가득 불편한 기색을 드러내며 평소보다 일찍 집으로 들어서는 것이었다. 삐끗한 것 같다며, 등과 허리가 다 결린다고 했다. 엄살을 잘 부리지 않는 편인데도 저렇게 상체를 세우지 못할 정도로 기우뚱한 상태로 들어오는 남편의 모습은 처음 본 터라 놀라지 않을 수 없었다. 응급실 갈 정도는 아니라며 파스나 좀 사다가 붙여달라고 하는 모습이 얼마나 애처롭던지. 다음날 아침이 되어도 상태가 나아지지 않아 결국 직장에는 병가를 내고, 근처 병원에 갔다. 의사는 갑자기 무리해서 근육이 놀라서 그런 것 같다며, 물리치료를 받으라고 간단하게 이야기했다.

그런데 하루 이틀 쉬면 괜찮을 거라고 가볍게 생각했던 남편의 증상이 좋아지지 않고 계속되었다. 벌써 일주일째 쉬다보니, 회사에 미안해서인지 조바심을 내며 평소에 잘 내지 않던 짜증도 내고 사소한 것에도 신경질적으로 반응하기 시작했다. 그래서 나는 원장에게 척추교정을 받으러 요가원에 가보자고 말을 꺼냈다. 남편은 화를 버럭 내며 자신을 이상한 곳에 데리고 가려고 한다며 노발대발했다. 나는 남편을 위해 한 말이었는데, 그렇게 쏘아 붙이니 마음이 좋지 않았다. 은근히 화가 치밀어 올랐다. 원장에 대해서야 잘 모르니 그런 소리를 할 수 있다지만, 나까지 싸잡아서 이상한 데 넋을 잃은 사람 취급을 하니 화가 안날 수 없었다. 나도 모르게 소리를 질렀다. 풀이 죽은 남편은 자신이 말실수를 했다며 사과했다. 남편이 한없이 불쌍해 보였다. 나 역시 화를 낸 것에 후회가 들었다. 그래서 요가원 말고 다시 병원 물리치료실에 함께 갔다.

다행스럽게도 병원 물리치료사는 유독 친절했다. 남편이 물리치료를 받고 있는 동안에 옆에 앉아 있으려니, 이게 무슨 일인가 싶은 생각이 들었다. 내 표정이 처량해 보였는지, 아니면 물리치료실이 오전이라 한산해서였는지 그 친절한 물리치료사가 나에게 와 말을 걸었다.

치료사: 남편분 상태가 빨리 좋아지지 않아서 걱정이 크시겠어요!
여 성: 네~, 어휴!
치료사: 요가를 좀 하시면 좋아지실 텐데, 남성분들은 그런 데 관심이 없으셔서….
여 성: 네? 요가요?
치료사: 아무래도 근육이 다친 것은 속근육 문제가 크기 때문에 요가하면 좋아져요.
여 성: 아! 저도 요가를 배우고 있긴 해요. 요가 좋은 줄은 알지만, 남편이 가기 싫어해서…. 이 양반 유일한 취미는 골프거든요. 이렇게 된 것도 골프를 무리하게 하다가 그런 것 같은데, 본인은 그게 아니고 회사 일로 무리해서 그런 거라고 우기니까 제가

뭐라고 하기도 그렇더라고요. 그런데 선생님은 남자분이 요가가 효과있다는 걸 어떻게 아세요?

치료사: 저야 분야가 이쪽이다 보니까, 공부도 이 쪽으로 하고 해서 알죠. 운동도 여러 가지 해봤더니 아픈 데는 요가만한 운동이 없더라고요.

여 성: 병원에 와서 요가하라는 이야기는 처음 들어봐요. 요가가 위험하다고 하는 선생님들이 많지, 요가하라고 하는 선생님은 드물거든요.

치료사: 아무래도 요가에 대해서 잘 모르시면 그렇게 말할 수도 있죠. 요가가 싫다고 하시면, 척추교정이라도 한 번 받아보시라고 하세요.

여 성: 여기서도 그런 거 해요?

치료사: 요즘엔 병원에서도 많이 하긴 하는데, 저도 할 줄 알지만 아무래도 병원 의료 환경에서는 개인에게 맞춰서 제대로 하는 건 어려워서….

여 성: 그럼 어디 잘하는 데 아는 곳이라도…?

치료사: 여기서 앞쪽으로 길 건너가면 골목 끝에 있는 S요가원이라고 아시나요?

여 성: 네! 잘 알아요!

치료사: 거기 원장님이 뼈 좀 볼 줄 아시니까, 거기 한 번 가보세요.

여 성: 혹시 거기 가보셨어요?

치료사: 아뇨, 문의만 해봤어요. 설명도 잘해주시고 해서 여기 오시는 환자분들 중에 운동이 필요하신 몇 분 소개해드렸는데, 평가가 아주 좋더라구요. 저도 시간나면 나중에 요가 배우러 가려고

요가를 통해 남자들이 강해지는 이유

요. 교정도 꽤 잘하신다고 하던데요.
여 성: 네~, 여보 다 들었지?
남 편: 어? 어~.
여 성: 실은 제가 그 요가원에 다니거든요.
치료사: 아, 그러세요?

병원까지 와서 우리 요가원 이야기를 듣게 될 줄은 정말 몰랐다. 물리치료사 덕분에 다음날 남편을 데리고 요가원에 갈 수 있게 되었다. 뭐 그렇게 썩 내키는 표정은 아니었지만 말이다.

【 이 시대의 남편들이여, 그대들에게 필요한 것은 요가 】

다음날 오후 시간에 전화로 원장과 약속을 잡아 놓고, 남편과 함께 요가원에 갔다. 남편은 아직도 허리가 구부정한 상태에서 상체를 제대로 세우지 못했다. 남편의 상태 때문에 가까운 거리지만 걸어올 엄두가 나지 않아 차로 이동했고, 내가 부축을 해서 요가원에 들어갔다. 요가원 안으로 들어서니, 검정색 프론트 데스크 뒤에 원장이 앉아 우리를 환한 얼굴로 맞아주었다.

원 장: 어서오세요! 이쪽으로 들어오세요.
여 성: 전화로 말씀드린 것처럼 남편 허리가 이 모양이에요.
남 편: 안녕하세요. 처음 뵙겠습니다.
원 장: 네, 어서 오세요. 언제부터 이러셨어요?
여 성: 일주일 조금 넘었어요.

원 장: 고생 많으셨겠네요. 일단 상태 좀 볼까요? 이쪽으로 들어오셔서 무릎을 세우고 누워보세요.

남 편: 위를 보고요?

원 장: 네~.

원장은 내가 처음 왔을 때 검사 받았던 그 방으로 우리를 안내하더니 그때와 같은 자세로 남편을 눕히고, 먼저 다리의 이곳저곳을 만져보며 통증이 있는지 물어보았다. 남편은 다리 근육을 만지기만 하는데도 몸을 뒤틀 정도로 불편함을 호소했다. 그리고 복부를 누를 때는 "으악!" 하고 비명을 질렀다. 가슴 앞 쪽의 뼈를 누를 때도 아프다고 했고, 목 뒷부분도 꽤나 아픈 모양이었다.

원 장: 자세근의 긴장이 과해서 생긴 통증으로 보이네요. 특히나 복부 안쪽의 큰 허리근은 긴장도가 꽤 심한데요. 일단은 중심근육의 긴장을 좀 풀어 놓고 관리방법에 대해서 이야기를 좀 드려야겠네요.

여 성: 저는 뭘 하면 될까요?

원 장: 차 한 잔 드시면서 앞에서 기다리시면 돼요. 여기 계셔도 되고요. 긴장 상태로 보아서는 한 40~50분 정도 걸릴 것 같네요.

여 성: 알겠습니다. 잠깐 나가 있을게요.

한참동안 조용하더니 뭘 하는지 뚝딱거리기도 하고, 쿵덕쿵덕 하면서 교정하는 소리도 들렸다. 거의 한 시간 정도가 지나서야 문이 열리면서 남편이 허리를 펴고 멀쩡하게 걸어나왔다.

요가를 통해 남자들이 강해지는 이유

여 성: 어! 괜찮아?

남 편: 어~. 허리가 펴지네~.

여 성: 거봐, 내가 진작에 와보자니까! 원장님 너무 수고하셨어요. 감사합니다!

원 장: 뭘요.

여 성: 그런데 뭐가 잘못돼서 이 양반이 허리를 못 폈던 건가요?

원 장: 아까도 말씀드렸지만, 자세근이 과긴장해서 통증이 발생했던 겁니다. 과로도 원인이지만, 어깨와 목의 긴장도로 보아서는 최근에 신경도 많이 쓰신 것 같아요. 원래 하기 싫은 거 하면 스트레스 받으니까 아무래도 더 몸이 경직되겠죠.

여 성: 뭐야, 그럼 나 워크숍 나오는 동안 당신 골프하러 못 가서 그런 거 아니야?

남 편: 뭐 그럴지도 모르지~.

원 장: 어쨌거나 한번 통증한계선을 넘어서 자세근이 긴장하기 시작하면, 관리를 잘해주지 않는 이상 계속해서 아팠다, 안 아팠다를 반복하게 될 가능성이 큽니다. 원인이야 어찌 되었건 체력을 높이기 위해 잘 쉬어주셔야 합니다. 교정하면서 설명드렸지만, 속근육은 자세를 유지하기 위해 버티는 기능을 하는 근육이고 유산소성이기 때문에 자세근의 긴장도를 높이지 않으시려면, 오래 앉아 있거나 한 자세로 버티는 일을 하실 때는 중간중간에 쉬었다가 하시고, 쉴 때는 꼭 숨 쉬면서 스트레칭도 좀 해주어야 합니다. 그리고 당분간 운동은 좀 쉬시는 편이 좋을 것 같네요. ==무슨 운동을 하든지 자세근을 안 쓰고 움직일 수는==

없기 때문에, 순간적인 파워를 내는 운동은 특히나 더 조심하셔야 합니다.

여 성: 그럼 골프도 하면 안 되겠네요?

원 장: 당연하죠. 당분간은요.

남 편: 얼마나 쉬어야 할까요?

원 장: 글쎄요. 관리하시기 나름인데, 한 2~3주 정도는 쉬셔야 될 것 같네요.

남 편: 지금은 멀쩡한 것 같은데, 2~3주나 쉬어야 할까요?

원 장: 일시적으로 자세근의 긴장을 풀어놓은 것이지, 아직 그 상태를 유지할 체력까지 회복된 것은 아닙니다. 조심하셔야 됩니다. 알려드린 호흡 꼭 해보시고, 기회가 된다면 요가 수련도 하시길 권해 드립니다.

남 편: 어쨌든 감사합니다. 덕분에 몸이 한결 괜찮아진 것 같아요.

여 성: 교정은 또 안 받아도 될까요?

원 장: 이틀 정도 있다가 한 번 더 받으시면 좋을 것 같네요. 일단은 상태 보시고 오시게 되면 미리 연락주세요.

여 성: 감사합니다!

그때까지만 해도 남편은 다 나은 것처럼 보였고, 다음날에도 남편의 허리는 괜찮았다. 남편은 원장 덕분에 바로 출근할 수 있게 됐다며 좋아했다. 하지만 원장이 알려준 호흡을 한다거나 하는 노력은 전혀 하지 않았다. 한 번 효과를 본 터라 내가 하는 말을 조금 듣는 척은 했지만, 여전히 요가에 대해서는 관심 없어 했다. 그렇게 며칠이 지나고, 나도 바빠서 남편에게 신경쓰지 못하고 있던 어느날이었다. 퇴근을 해서 현관문을 들어서는 남편을 보고 깜짝 놀랐다. 또 다시 허리를 펴지 못하고 거의 기어서 들어오고 있었기 때문이다. 다시 원장에게 전화해서 그 다음 날 예약을 잡아야만 했다. 남편은 또 회사에 병가를 냈다. 참 인정도 많은 회사지….

남편과 요가원에 들어서니 저번처럼 원장은 아무런 내색도 없이 또다시 한 시간 조금 안 되는 시간 동안 열심히 교정을 해주었고, 남편은 다시 기적처럼 허리를 펴고 걸어나왔다.

원 장: 좀 어떠세요!
남 편: 아~ 살 것 같네요.
여 성: 원장님 죄송해요.
원 장: 뭘 죄송하세요?
여 성: 남편이 원장님 말씀 듣고 관리만 좀 잘했어도 괜찮았을 텐데.
원 장: 괜찮습니다. 사실 남편분은 그래도 양호하신 편이에요. 더 심한 분들도 많아요. 그리고 대부분 통증이 갑자기 찾아왔다고 하지, 어떤 징후가 있었다고 이야기할 정도로 몸 관리도 하고 몸의 감각에 관심이 있는 분들은 정말 드물거든요.
남 편: 면목이 없네요. 사실 괜찮을 줄 알고 오후에 스크린 골프장에 가서 몇 타 쳤는데, 그때는 괜찮았거든요. 살살하면 괜찮을 것 같았는데 그게 아니네요.
원 장: 체력이 일정수준 이상 회복될 때까지는 자제하셔야 합니다. 그리고 어떤 방식의 교정이든 일시적으로 긴장을 풀고 몸을 정렬하긴 하지만, 영구적일 수는 없어요. 교정뿐 아니라 모든 치료

법은 겉으로 들어난 증상을 일시적으로 멈추게 하는 대증요법입니다. 근본적으로 건강을 증진시켜 불편한 증상이 나타나지 않게 만들려면, 몸을 챙기고 관리하셔야 합니다. 제가 요가를 추천해 드렸던 건 몸을 관리할 수 있는 방법 중에 가장 효과적이기 때문입니다.

남 편: 남자들도 요가를 많이 하나요?

원 장: 당연하죠. 과거에는 남자들이 주로 요가수행을 했어요. 요가가 서양으로 전파되는 과정에서 유명한 여성 연예인들이 미용과 건강관리에 도움을 받았고, 그 점이 부각되어 마치 여성들의 운동인 것처럼 알려졌을 뿐입니다. 사실 몸을 단련하는 하타요가는 철인을 만드는 굉장히 강도 높은 수련이었습니다. 그 정도는 해야 몸이 강하고 편안해져 질병의 방해 없이 깊은 명상을 할 수 있기 때문이죠. 오히려 요가는 오랫동안 남성들의 전유물처럼 여겨졌습니다.

남 편: 그렇군요. 저도 사실 요가 좋다는 이야기는 많이 들어서 해보고 싶긴 한데, 제가 워낙 뻣뻣해서, 괜찮을까요?

원 장: 처음에 오셔서 그렇게 이야기하는 분들이 많습니다. 요가는 유연해지고 건강해지려고 하는 것이지 서커스처럼 보여주기 위해서 하는 수련법이 아닙니다. 지금 유연하지 않다고 무슨 상관이 있겠습니까? 내가 할 수 있는 만큼 해서 더 유연해지고 건강해지려고 하는 것인데요. 골프 하신다니까 생각이 났는데, 가끔 골프선수들이 몰래 와서 몇 달 수련하고 가면서 이런 이야기를 하더라고요. 비거리를 늘리는 데 요가가 도움이 많이 된다고. 저는 골프를 치지 않아서 무슨 말인지 잘 모르겠지만,

요가를 통해 남자들이 강해지는 이유

도움이 된다는 이야기겠지요. 다른 운동선수들은 단체로 오기도 하고 서로 소개도 시켜주고 하는데, 유독 골프선수들은 개인 훈련을 많이 해서 그런지 다른 이유가 있는 건지 꼭 혼자 오시더군요.

남 편: 그런가요? 재미있네요. 골프 하는 데 도움이 된다는 점은 솔깃한데요.

원 장: 골프뿐 만이 아닙니다. 각종 스포츠 활동에서 제대로 된 요가 수련은 부상을 예방하고 컨디션을 극대화하는 데 엄청난 도움이 될 수 있습니다. 선수의 관리 차원뿐 아니라, 은퇴 후에도 몸에 충격이 오지 않도록 관리할 수 있는 유일한 방법이기도 하고요. 문제가 있다면 스포츠 관계자들이 요가에 대한 이해가 제대로 없다보니까, 스트레칭 하나도 제대로 활용할 줄 모른다는 점입니다. 활동성이 강한 운동 전에 몸풀기로 잘못 사용한다거나 정리운동으로 운동 후에 호흡도 없이 대충 근육이나 늘이는 식으로 선수관리를 합니다.

남 편: 운동 전에 몸풀기로 스트레칭하는 것이 잘못된 방법인가요?

원 장: 활동성이 강한 운동을 하기 전에는 그 운동과 비슷한 동작으로 워밍업 차원에서 움직여주는 것이 더 효과적입니다. 스트레칭처럼 근육을 과하게 늘이는 운동은 별 도움이 되지 않습니다. 특히나 유연성이 부족하다고 운동 전에 근육을 과하게 늘이는 것은 오히려 활동성을 감소시키기도 합니다. 또한 운동 전에 스트레칭이 효과가 없다는 말을 듣고, 운동전에 몸도 안 풀고 하시면 안 됩니다. 근육을 과하게 늘이는 것이 별로라고 했지, 가볍게 근육을 늘여주고 움직여주는 것이 효과가 없다고 한 것

이 아니니까요.

남 편: 그럼 스트레칭은 언제 해야 하나요?

원 장: 활동적인 운동과 상관없는 시간에 별도로 하셔야 됩니다. 아니면 운동 끝나고 정리운동 차원에서 적당히 하는 것도 좋고요. 물론 이때도 일반적인 스트레칭이 아니라, 호흡과 함께해야 효과가 좋습니다.

남 편: 스트레칭도 호흡하고 같이 해야 되나요?

원 장: 물론이죠. 남편분께서 통증을 경험하고 계신 그 근육은 뼈를 잡고 있는 자세근이고 몸 깊숙이 있다고 말씀드렸죠?

남 편: 네!

원 장: 그 근육이 산소를 주 에너지로 사용하는 근육이라는 점도 말씀드렸을 겁니다.

남 편: 기억납니다.

원 장: 요점은 스트레칭으로 늘이는 근육도 대부분 자세근이라는 점입니다. 당연히 산소를 공급하면서 근육을 늘여야 더 안전하게 잘 늘어나고, 긴장이 풀려 스트레칭의 효과를 볼 수 있습니다.

남 편: 그럼 골프 할 때도 가벼운 스윙으로 몸을 풀어주고, 끝나고 정리운동 차원에서 스트레칭을 좀 해주면 효과적이겠네요?

원 장: 그렇죠. 하지만 정리운동만으로는 몸을 관리하는 데 큰 도움이 되지 못합니다. 지금처럼 자세근이 긴장해서 허리가 아프고 불편한데, 정리운동 잘한다고 해서 허리 아픈 것까지 해결되지는 않습니다. 별도로 시간을 내서, 내 몸 관리를 위해 요가 수련을 하셔야 도움이 됩니다.

남 편: 그런데 강사도 그렇고 배우는 사람들도 그렇고 전부 여자뿐이

라 남자들은 분위기상 요가 배우기가 쉽지 않겠어요.

여 성: 우리 요가원은 안 그래!

원 장: 현재 요가 강사들이 대부분 여성이고, 무용이나 체조 같은 운동을 전공한 사람들이다 보니 다들 예쁘고 늘씬한 이미지 때문에 요가 자체를 오해하는 분들이 많은 것 같네요. 원래 몸을 단련하는 요가 수련의 취지는 '요가 치킷사(Yoga Chikitsa)'라고 해서 정화와 치료에 그 목적이 있습니다. 유연하고 건강한 사람들이 해도 좋지만, 상대적으로 뻣뻣하고 몸이 불편한 사람들에게 더 많이 필요한 것이 요가 수련입니다. 사실은 저도 그 수혜자 중에 한 명이라고 볼 수 있죠.

남 편: 원장님이요?

원 장: 저도 몸이 안 좋았거든요. 어렸을 때는 하도 골골하고 힘도 없어서 학교 다닐 때는 친구들보다 뒤처지기 일쑤였어요.

남 편: 설마요. 그렇게 안 보이시는데요. 안사람 말로는 무술 고단자에 안 해보신 운동이 없다고 하던데, 지금 모습으로는 전혀 상상이 안 가네요.

원 장: 제가 그렇게 건강하고 우람해 보이나요?

여 성: 일반사람들보다는 훨씬 더 건강해 보이시죠! 체형 자체도 그렇게 약해 보이지 않고요.

원 장: 제가 비염 때문에 고생했다는 말씀 드렸었죠?

여 성: 그야 뭐, 우람하고 힘 쎄 보이는 사람들도 비염은 다 있던데요.

원 장: 그렇긴 하죠. 제가 지금은 이렇게 보여도 엄청 부실했어요. 그래서 십대에서 이십대 중반까지는 강해지고 싶다는 생각에 정말 안 해본 운동이 없을 정도였는데, 특히나 무술 계통은 정말

신이 나서 미친 듯이 했던 것 같네요. 열심히 하는 만큼 실력도 늘고 담력도 더 생기더라고요. 그런데 시합을 나가서 상대방과 겨루어보니 기술 숙련만이 전부가 아니더군요. 얼굴도 좀 알려질 정도의 숙련도와 노련함까지 충분히 가졌다고 생각했는데, 잘하는 사람들끼리 붙으면 결국은 체력과 집중력이 승패를 가른다는 사실을 알게 되었습니다. 더 강해지고 싶어서 단전호흡에 기공수련도 해보고, 명상수련을 거쳐 결국은 요가까지 하게 되었죠.

여 성: 결국 강해지고 싶어서 요가까지 오신 거네요?

원 장: 그렇죠! 만약에 제가 해본 것들 중에 하나라도, 제 고민을 해결해줄 만큼 충분히 효과있는 방법이 있었다면, 아마 저는 지금 이 자리가 아닌 다른 자리에 서 있을 수도 있었을 겁니다.

남 편: 요가로는 원하는 효과를 보셨나 봐요?

원 장: 그렇습니다. 하지만 처음부터 효과를 보았거나 확신을 가졌던 건 아닙니다.

여 성: 그러면요?

원 장: 제가 요가를 배운 선생님들은 무척 다양한데요. 처음에는 대중적인 요가나, 엉터리 사이비 요가 선생도 있었죠. 아마도 요가에 큰 신뢰가 쌓이기 시작한 시점은 요가에 대해 개인적으로 공부를 하고 깊이를 이해하기 시작하면서부터였습니다. 그 이후 제가 찾아간 선생님들은 하나같이 괜찮은 분들이었던 같아요. 지금 제가 돌이켜 보면 온전한 기법은 아니었어도, 인성이나 자신이 가지고 있는 기법에 대한 이해도 부분에서는 배울 점이 많은 훌륭한 선생님들이었습니다. 그때 배운 기법들은 각

선생님마다 하는 이야기는 달라도, 얻고자 하는 바와 목적이 분명했었습니다.

여 성: 어떤 목적이었나요?

원 장: 요가를 통해, 질병이 침범할 수 없는 강한 몸과 정신을 완성하는 것이죠. 전통적인 요가에서는 명상을 하기 위해서 이런 목적을 가지고 수련을 했지만, 이런 점은 요가 수행자뿐만 아니라 일반인에게도 일상생활에서 필요한 부분이겠죠.

여 성: 저는 이번에 애들 아빠 일 겪으면서 그냥 필요한 것이 아니라, 정말 절실하게 필요하다는 것을 느끼고 있어요.

원 장: 그러셨을 겁니다. 하지만 정작 요가가 필요한 본인은 잘 모르는 경우가 많더라고요. '나 그냥 이렇게 살다 죽게 내버려 둬!'라고 하면서 거부반응을 보이는 남자분들도 계시고요.

남 편: 전 아니에요. 몸 좀 회복되면 저도 요가 시작할 겁니다.

원 장: 좀 전에도 설명드렸지만, 요가는 단순히 증상을 나타나지 않게만 하는 방법이 아니라, 몸을 강하게 만들어서 질병이 침범할 수 없는 몸으로 만드는 것이 목적입니다. 그러다 보니, 응용할 수 있는 분야가 무척 넓은 편이에요. 골프 같은 스포츠 분야는 물론이구요. 성기능 장애나 난치병의 회복에도 큰 효과를 볼 수 있습니다. 또한 노후대비를 위해서도 이만한 방법이 없습니다. 노후대비 이야기가 나와서 말인데요. 대부분의 사람들이 노후대비 하면 돈만 모아 놓으려고 하는데, 이미 이웃나라 일본에서 그렇게 버티다가 노후에 파산하는 노인들이 많다는 이야기 들어보셨죠?

【 진정한 노후대비는 건강이다 】

여 성: NHK에서 나온 노후파산에 대한 책 읽어 봤어요. 그런데 그냥 경고만 하지 뭘 어떻게 대비해야 한다는 내용은 없더라구요. 그런 노후를 생각하면 솔직히 좀 끔찍하고 두렵기도 해요.

원 장: 오히려 한국 저자가 쓴 책들 중에 어떻게 대비해야 하는지 확실히 말하는 내용들이 있습니다.

여 성: 어떻게요?

원 장: 노후대비에서 가장 큰 문제는 바로 병원비인데요. 연금이나 모아놓은 돈이 생활비 등으로 점점 줄어드는 비율보다는, 큰 병 때문에 한 번에 나가는 병원비가 노후파산의 원인이 될 정도로 그 비중이 크다고 합니다. 아무래도 나이가 들어가면서 건강이 좋지 않고 아픈 곳도 따라서 늘어나는 것은, 일반적인 증상이다 보니 병원비 지출을 무시할 수가 없지요. 더욱이 나이가 들면 면역력이 떨어져서 큰 병에 걸리기도 쉬워집니다.

여 성: 그렇겠네요.

원 장: 진정한 노후대비는 보험이나 연금이 아니라, 건강관리라는 말을 하더군요. 저도 그 부분에 깊이 공감했습니다. 또 평생 일할 수 있는 기술을 배워야 한다거나 죽을 때까지 일한다는 생각을 가져야 건강하게 노후를 보낼 수 있다는 이야기는 꽤나 설득력이 있더군요. 물론 그 저자들이 운동 전문가가 아니다 보니, 무슨 운동을 어떻게 해야 하는지 무슨 기술을 배워야 하는지 까지는 언급하지 않았습니다만, 방향을 잡아준 것만으로도 다행이죠. 저는 앞으로 건강관리를 위해서 점점 더 요가가 절실하

게 필요해질 것이라 확신합니다. 또한 자세근이 혹사당해 몸이 불편한 노인들에게는 훨씬 더 필요하게 되겠죠. 그러니 지금부터 몸 관리하셔야 해요. 요가 수련으로요!

여 성: 예전에는 아니었지만, 원장님 이야기를 듣고 보니 제대로 된 요가를 가르치는 요가 강사도 앞으로 뜨는 직업이 될 것 같다는 생각이 드네요. 지금 시작된 4차 산업혁명에 의해서 여러 전문직 인력이 기계로 대체된다고 하는데, 요가강사는 그 와중에도 살아남는 직업군이라는 보고서를 봤어요. 저출산 고령화 시대에 노인들이 더 많아지고 있는데, 높은 연령대까지 커버할 수 있는 요가 수련법이 그렇게 많지는 않은 것 같더라구요.

원 장: 사실 그 부분에 대해서는 사회적인 준비도 안 되어 있습니다. 요가도 마찬가지고요. 실버 요가나 몸 교정 운동법을 전파하는 단체들도 있긴 하지만 그 수준이 가벼운 몸풀기 정도라서, 근골격계 통증이나 건강 개선에 별다른 도움이 안 되는 것으로 보여지더군요. 젊은 사람들에게 초점이 맞추어져 있는 대중화된 요가 스타일은 말할 것도 없고요. ==건강을 유지한다는 것은 그 상태를 지키는 것이 아니라, 떨어지는 기력을 커버해서 그만큼 끌어올리는 것입니다.== 단순하게 몸풀기로 끝나서는 효과를 볼 수 없습니다. 더 성장시키려는 노력이 필요한데, 제일 중요한 호흡법조차 제대로 알려주는 곳이 없으니 문제이기도 하고 기회이기도 한 거죠. 앞으로는 효과적인 요가를 찾는 사람들이 점점 늘어날 것 같네요.

여 성: 요가 수련을 좀 더 해보고, 경험과 실력이 좀 쌓이면 저도 한번 도전해보고 싶네요.

원 장: 잘하실 것 같아요.

남 편: 솔직히 저는 아직 노후에 대한 부분이 크게 와닿지는 않습니다. 하지만 허리가 아파보고 나니까 정말 평상시에 관리를 잘 해야겠구나 하는 생각은 확실히 드네요. 그런 의미에서 평상시 관리차원으로 어디서나 쉽게 할 수 있는 요가 수련법이 뭐 없을까요?

【 등만 펴도 통증이 사라지고 활력이 생긴다 】

원 장: 가장 간단하게 어디서나 할 수 있는 것으로, 등을 편 자세로 확장호흡을 하는 방법이 있습니다. 계속 실시하는 것이 어려워서 그렇지, 아마 그 어떤 방법보다도 효과가 좋을 것 같네요.

남 편: 등을 이렇게 세우는 건가요?

원 장: 단순하게 등을 세우는 것이 아닙니다. 아래 등근육을 수축해서 척추 전체를 대각선 방향으로 밀어올리는 느낌으로 하시는 겁니다. 배를 앞으로 내밀지 마시고요.

남 편: 이렇게요?

원 장: 네, 비슷하네요. 계속 해보시면 어떻게 해야 하는지 느낌을 알 수 있을 겁니다.

남 편: 벌써 느낌이 좀 다른 것 같습니다. 이렇게 하면 어디가 좋아지나요?

원 장: 일반적으로 힘이 허리에서 나온다고 알고 계신 분들이 많은데, 정확하게 얘기하자면 허리 전체가 아니라, 등의 아랫부분이자 허리의 윗부분입니다. 지금 제가 힘을 주시라고 손으로 받쳐드

리는 이 위치가 바로 힘을 쓰는 데 중요한 곳입니다. 한의학에서는 이 부분을 명문혈(命門穴)이라고 부르고, 해부학적으로는 아래쪽 등뼈가 있는 곳으로 신장(腎臟, 콩팥)과 신장을 조절하는 신경이 나오는 곳이기도 합니다.

남 편: 신장이 우리 몸에서 큰 역할을 하나봐요?

원 장: 그럼요! 신장은 단순하게 피를 걸러 소변을 만드는 곳으로 알려져 있지만, 우리 몸을 조절하고 힘을 쓸 때 필요한 여러 가지 호르몬이 나오는 곳입니다. 특히 혈압을 유지하고 몸의 수분량을 조절하는 기능은 무척 중요한 기능이죠. 그리고 신장 위에 달려 있는 고깔처럼 생긴 부신이란 기관에서는 여러 가지 중요한 호르몬을 분비하는데, 아드레날린과 같이 근육이 힘을 쓸 수 있게 하는 호르몬도 분비합니다. 그래서 등이 구부정해지면서 신장과 부신을 조절하는 신경이 압박을 받아 제 기능을 못하게 되면, 몸이 항상성을 유지하는 데 어려움을 겪습니다. 힘을 쓰는 호르몬 분비도 적절하게 일어나지 못해 전체적으로 기력이 떨어지게 되죠. 더불어 부신에서는 성 호르몬도 분비해서 몸의 균형을 맞추는데, 자세가 구부정해져서 이 부분에 문제가 생기면 아이들의 2차 성장에 문제가 생기기도 하고, 갱년기 증상이 가속화되기도 합니다. 그러니 등을 펴야 몸에 활력을 불어 넣고 힘든 일도 거뜬히 할 수 있을 뿐만 아니라, 성장과 노화의 차원에서도 건강한 생활을 유지할 수 있게 되겠죠.

남 편: 등이 정말 중요한 곳이었네요. 턱을 당기면 통증이 줄어든다는 얘기는 들어본 것 같은데, 등 얘기는 또 새롭네요.

원 장: 자세로 봤을 때 턱은 2차적인 요소라고 볼 수 있습니다. 등은

전체적인 체형에 직접적인 영향을 끼치는 매우 중요한 위치입니다. 등을 펴고 나서 턱을 당기게 되면 자세가 온전해지지만, 등과 상관없이 턱만 당겨서는 큰 변화를 만들지 못합니다. 이런 실수는 카이로프랙터들도 많이 하는데요. 주로 골반과 1번 목뼈를 주 교정대상으로 생각하면서, 등은 보상적으로 변하는 부위로 생각하는 경향이 있더군요. 등의 위치를 조절하는 교정 방법을 부수적으로 생각하기도 합니다. 사실 등은 교정만으로 어떻게 할 수 있는 부분이 아니기 때문에 그럴 수도 있죠. 외부적인 힘에 의해 조절될 수 있는 위치가 아니라는 말입니다. 반대로 생각하면 내가 스스로 조절해야만 교정이 가능하고, 스스로 몸 전체를 조절할 수 있는 중요한 위치가 바로 등 아래쪽입니다.

여 성: 결국 내 스스로 등을 펴야 건강해질 수 있다는 말씀이네요?

원 장: 그렇죠! 하타요가에서는 몸을 뒤로 젖히는 후굴 자세들을 중요하게 생각합니다. 그 이유는 척주 전체를 조율하는 데 등이 중요하기 때문입니다. 또한 가슴 전체를 부풀리면서 숨을 들이마시는 확장호흡을 잘하려면 당연히 등을 펴서 올려야 하죠.

여 성: 워크숍에서 반다를 잘하기 위해서도 등을 펴야 한다고 하셨잖아요!

남 편: 반다가 뭔가요?

원 장: 설명을 드릴까 말까 생각하고 있었는데, 이야기를 하시네요. 요가에는 인체의 에너지를 조율하는 반다라는 기법이 있습니다. 반다는 조이다, 억제하다, 이런 의미가 있는 말인데요. 쉽게 말해 신체의 근육을 당기고 조여서 몸을 활성화시키는 방법

이라고 보시면 됩니다. 요즘은 비뇨기과에서 전립선비대증이나 요실금 같은 증상에 괄약근 조이기를 알려주는 경우가 많다고 하더군요. 이것도 반다입니다.

남 편: 괄약근 조이기가 요가에서 하는 반다였습니까? 직장 동료 중에 성적인 지식에 관심이 엄청 많은 친구가 하나 있는데, 그 친구가 괄약근 조이기를 하면 전립선비대증도 예방되고 정력도 세진다고 하면서 엄청 강조하더라고요.

여 성: 누군데?

남 편: 김대리!

여 성: 아~ 그 사람, 총각 아니야?

남 편: 아니야, 애가 셋인걸!

여 성: 어머나!

원 장: 하하! 괄약근은 보통 성기쪽과 항문쪽 괄약근을 조이는 것을 이야기하지만, 골반 안쪽에 있는 근육까지 제대로 조여서 효과를 보시려면 회음이라고 부르는 가운데 부분이 조여져야 합니다. 이 부분을 정확하게 조이는 것을 '물라반다'라고 하는데, 처음에는 이것이 어려우니 항문부터 조였다가 앞으로 옮겨가는 과정을 거치면서 중간을 조일 수 있게 됩니다. 연습을 많이 하셔야 되는데, 등을 펴면 어느 정도 회음부에 압박이 가면서 조여지는 느낌이 옵니다. 여성분도 마찬가지구요. 너무 강하게 조이려고만 하면 굉장히 힘듭니다. 가볍게 조여지는 느낌으로 연습하시는 것이 좋아요. 그런 면에서 등을 펴면 자동으로 어느 정도의 물라반다는 유지가 됩니다.

남 편: 아! 그렇군요.

원 장: 이것뿐만이 아니라, 복부를 안으로 당기는 기법을 '우디아나 반다'라고 하는데요. 허리 아플 때 복대 차시잖아요!

남 편: 네, 저도 하고 왔는걸요.

원 장: 복부를 당겨서 조이는 것은, 복부 안쪽에 있는 큰 허리근육을 압박하고 잡아주는 역할을 해서 허리 통증을 예방하는 데 특히 효과가 좋습니다. 과거에 복부반다는 젊음과 불사를 얻는 상징으로 여겨지기도 했어요. 그 때문에 과도하게 안으로 당겨서 내장을 마사지하기도 합니다.

여 성: 저 인터넷에서 봤어요. 배가 홀쭉하다 못해 아무것도 없는 것처럼 안으로 당기더라구요.

원 장: 네, 제대로 보셨네요. 그런데 건강을 위해서라면 그렇게까지는 하지 않으셔도 되고, 등을 폈을 때 복부가 안으로 당겨지는 정도만 유지하셔도 충분합니다. 등을 펴면 복부가 당겨지면서 아랫배 쪽에도 근육이 팽팽해져 힘이 들어가는데요. 진짜 선도법에서는 단전에 힘을 모으기 위해서 등 아래쪽을 매우 중요하게 생각하는 경향이 있습니다. 그리고 좀 전에 턱 이야기하셨잖아요?

남 편: 네.

원 장: 대부분의 사람들은 등이 약간은 굽어져 있는 것이 익숙해서, 그 상태에 맞춰 목과 머리의 위치가 습관적으로 자리 잡혀 있습니다. 그 때문에 일자목이 되곤 하는데요. 등을 펴면 자동으로 고개가 들리는 현상이 일어나는 것도 이 습관 때문입니다.

여 성: 당신 등 좀 펴봐!

남 편: 어, 정말 고개가 들리네요.

원 장: 등을 편 다음에 고개를 내리고 턱을 목쪽으로 살짝 당겨보세요. 아마 뒷

목이 늘어나는 느낌이 드실 텐데, 이 상태가 되면 오히려 목 근육이 부드러워집니다.

여 성: 등이 구부정해 있을 때는 고개가 앞으로 빠지면서 뒷목 근육이 딱딱한데, 등 펴고 턱을 당기니까 오히려 뒷목 근육이 부드러워졌네요.

원 장: 대부분 일자목 증후군은 목이 일자로 섰기 때문이라고 잘못 생각합니다. 지금 보시면 알겠지만, 머리가 어깨 위로 올라오니까 오히려 목에 적당한 C자 커브가 생기는 것을 볼 수 있죠. 이렇게 머리의 위치를 조절한 상태에서 턱을 당겨 머리로 올라가는 기혈을 조절하는 기법이 바로 세 번째 목 반다인 '잘란다라 반다'입니다.

여 성: 정말 등 펴기 하나로 두 가지 반다는 자동으로 되고, 나머지 하나도 잘할 수 있는 조건이 만들어지는군요.

원 장: 표현도 참 예리하게 하시네요. 맞습니다. 남편분은 일단 등을 펼 수 있을 때 등하부를 잘 올려서 근육을 조이는 느낌으로 자세를 잡고, 생각나실 때마다 자꾸 확장호흡을 해주셔야 됩니다. 이것이 일상생활에서 할 수 있는 최고의 관리 방법입니다.

남 편: 교정도 그렇지만, 정말 좋은 것 배워 가네요.

여 성: 감사드려요, 원장님!

원 장: 사실 교정 비용보다 알려드린 호흡법과 자세관리 방법이 훨씬 더 비싸요! 비전으로 내려오던 호흡법을 이렇게 막 공짜로 알려드리는데 잘하실 거죠?

남 편: 네! 열심히 해보겠습니다. 그리고 몸이 좀 회복되면 요가하러 꼭 오겠습니다.

원 장: 그러시길 바랍니다. 오늘뿐 아니라, 며칠은 무리하지 마시고 잘 쉬셔야 합니다.
남 편: 감사합니다!

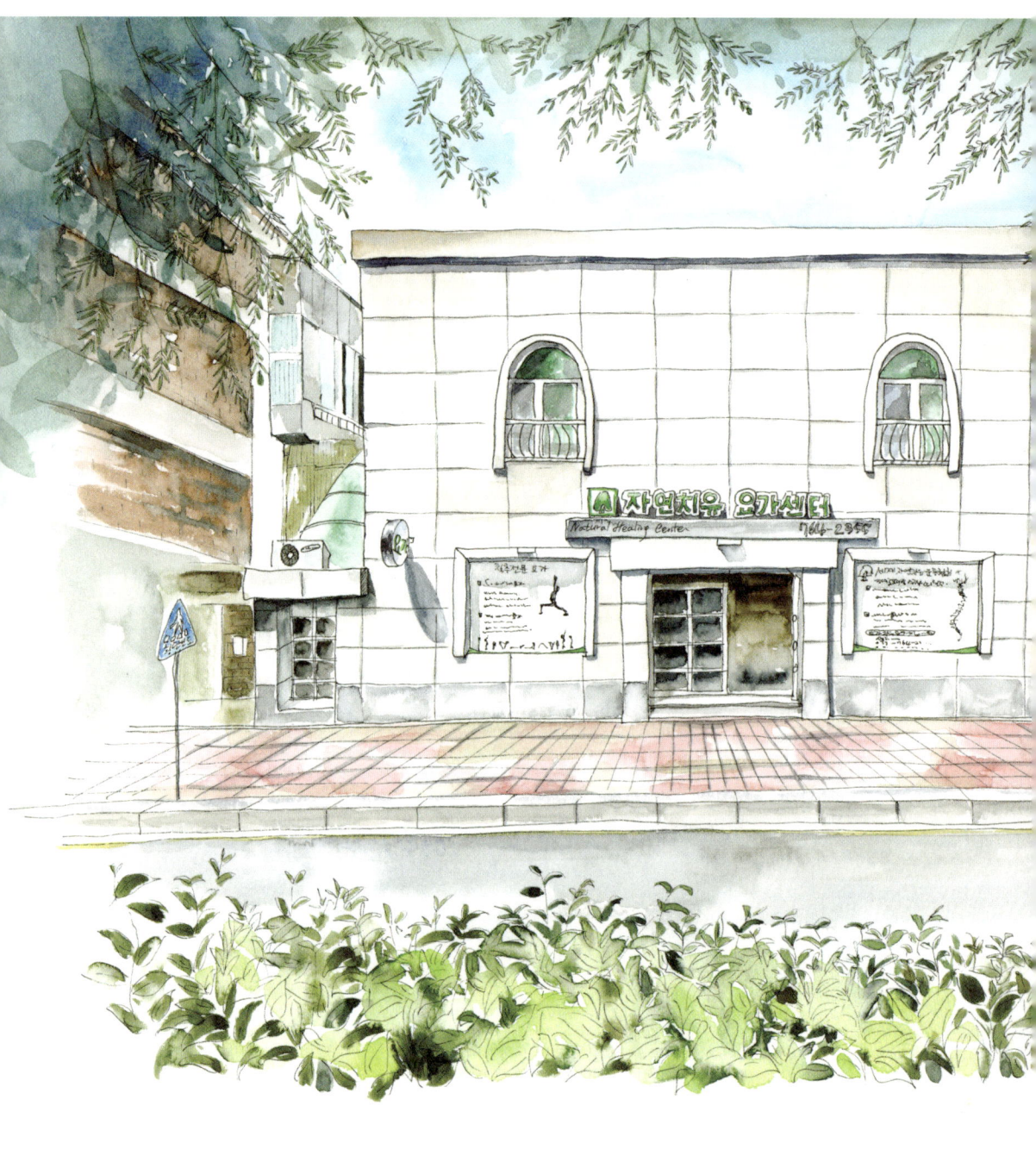

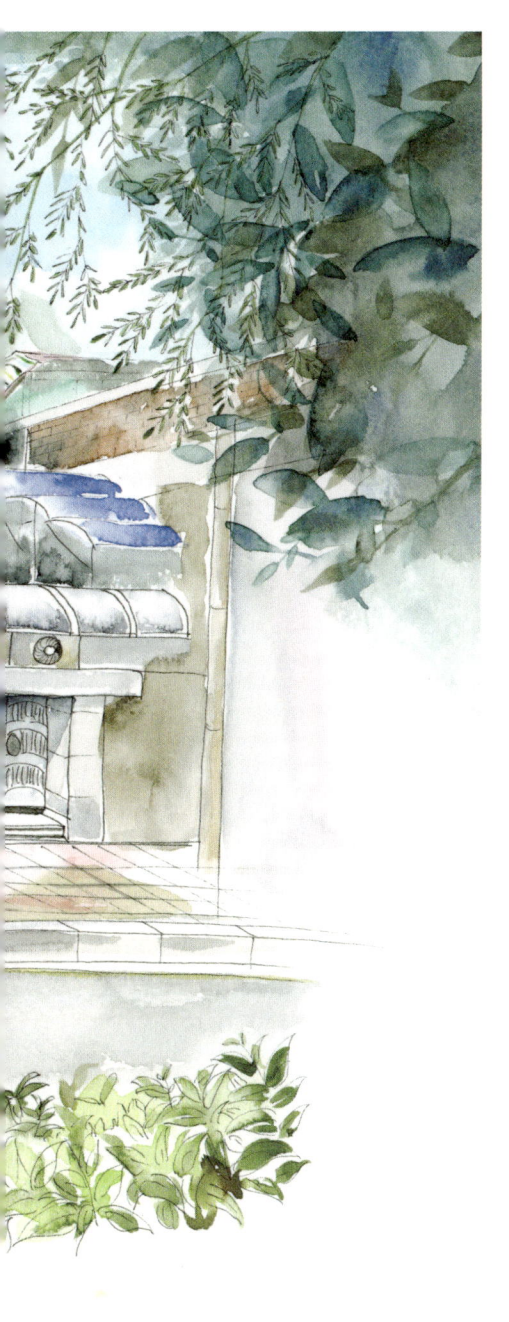

치유요가를 만나는 스토리
유익하게 읽으셨나요?

이것으로 1부가 끝나고
치유요가와 확장호흡의
실기를 안내하는
2부가 이어집니다.

치유엔 요가가 좋습니다.
요가엔 호흡이 필숩니다.

2부

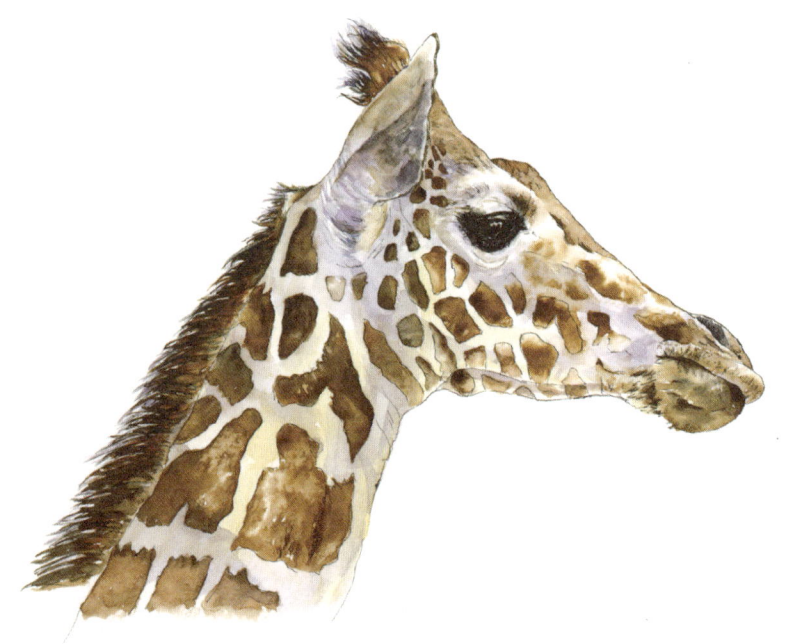

치유를 넘어 몸이 강해지는 요가와 호흡

몸풀기만 잘해도 통증이 사라진다

강해지는 치유요가!

진정한 휴식을 위한 의식적인 이완법

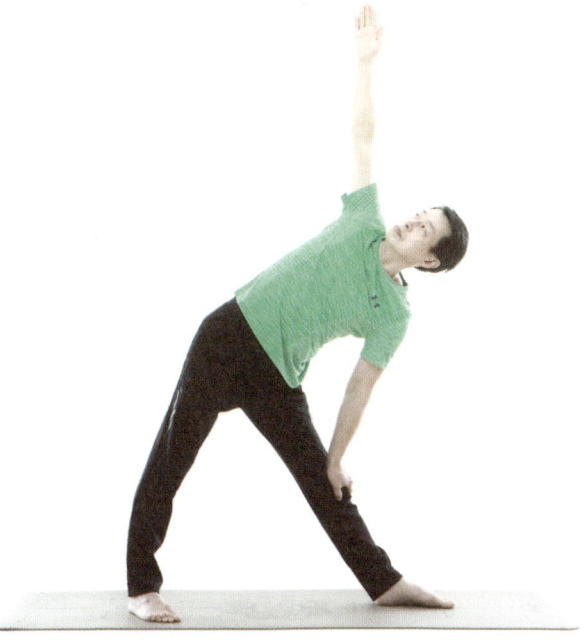

몸풀기만 잘해도
통증이 사라진다

【 치유를 위한 첫걸음 빠완묵따 아사나 】

불편함이 느껴질 때마다 하나씩 실천해도 좋고, **몸풀기라고 생각하고 처음부터 끝까지 쭉** 연결해서 해도 좋은 아사나입니다. 수련을 하기 전에 실시하는 예비 자세이자 워밍업으로 실시하는 몸풀기 자세를 먼저 알아봅니다. 요가에서는 '빠완묵따아사나(Pawanmuktasana)'라고 부릅니다. 빠완(Pawan)은 '바람' 또는 우리 몸의 생명력과 활력에 의해 나타나는 에너지인 프라나(氣)를 의미하고, 묵따(mukta)는 '자유롭게 하다'라는 의미입니다. '빠완묵따아사나'는 **몸과 마음의 자유로운 에너지 흐름을 위한 몸풀기 자세**라고 할 수 있습니다.

자세들이 무척 쉬워 보이고, 기존의 스트레칭 책이나 보통의 요가 책에서 많이 보았던 비슷한 자세라고 생각할 수 있지만, 그 효과까지 얕봐서는 안 됩니다. 지속적인 확장호흡과 함께 적절한 강도로 근육을 잘 늘여주기만 해도 당신이 겪고 있을 불편함과 통증은 어느새 사라지게 될 것입니다. 같아 보이는 동작도 어떻게 하느냐에 따라서 분명 다른 효과를 발휘합니다. 한 가지 명심할 사항, **몸풀기는 '설렁설렁' 하지 마세요.** 몸풀기는 제대로 해야 효과를 볼 수 있습니다. 가볍게 생각하지 마시고 열심히 해야 합니다. 통증과 불편한 느낌으로부터 자유로워지시길 기원합니다! 확장호흡 잊지 마시고요!

아플수록 확장호흡!

확장호흡 연습하기

확장호흡이 왜 중요한지, 어떤 원리와 의미가 있는지, 이 책의 1부부터 계속 읽어 오셨다면 당신은 이미 알고 계실 겁니다. 들숨에서 가슴 전체를 확장하는 방식의 호흡은 여러 가지 자세로 할 수 있지만, 이 호흡을 처음 접하는 당신에게는 누워서 하는 자세가 가장 효과적입니다.

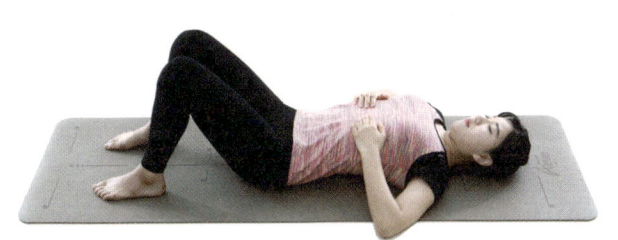

아울러 긴장을 풀기에도 효과적인 자세입니다. 처음 확장호흡을 연습할 때는 긴장을 풀고 편안한 마음을 유지해야 더 효과를 볼 수 있습니다. 몸이 편안하게 이완되면서 소화가 촉진되고 허리와 목의 통증이 가라앉아 몸 전체가 편안한 상태가 됩니다.

누워서 확장호흡을 하는 것이 익숙해지면 점차 앉아서, 서서, 요가하면서 호흡해보세요. 처음부터 너무 잘하려고 신경 쓸 필요는 없습니다. 스스로 편하게 할 수 있는 만큼 하다보면 점점 호흡이 깊어질 것입니다. 이 호흡을 기본으로 하여 다음의 방법들을 함께하셔야 통증이 사라지는 효과를 보게 됩니다.

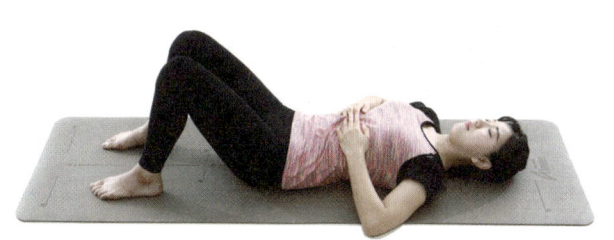

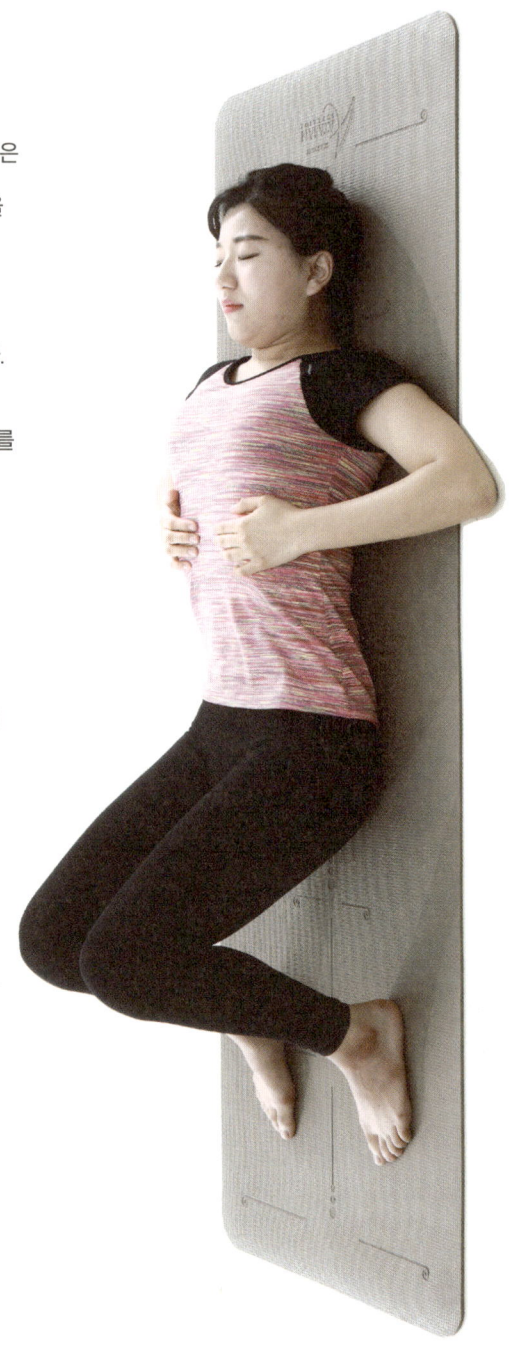

이렇게 하세요

자세 잡기

① 평평한 바닥에 누워 수건이나 낮은 베개 혹은 책을 머리 뒤에 받칩니다. 턱이 들리지 않을 정도의 낮은 높이를 유지합니다.

② 양발을 골반 쪽으로 당겨 발과 무릎이 모두 골반 너비 정도가 되도록 벌려줍니다. 다리에 힘을 적당히 빼더라도 무릎이 벌어지거나 오므라들지 않도록 발의 위치를 조절합니다.

③ 양손은 갈비뼈 옆을 덮어주세요.

호흡하기

① 편안하게 누워 **가슴을 부풀리며 숨을 들이마시고, 들숨과 같은 길이로 편안하게 내쉽니다.** 들숨이 끝나면 잠시 멈추었다가 천천히 내쉬어도 좋습니다.

② 모든 호흡은 코로 하는 것이 원칙입니다. 다만, 코가 막혔을 경우에는 날숨이 잘 안 되니 들숨은 코로 강하게 들이쉬고, 날숨은 천천히 조절해서 입으로 내쉽니다.

③ 들숨에서 복부가 움직여도 신경 쓰지 말고, 가슴을 편안하게 확장하는 것에만 주의를 집중합니다.

치유엔 요가, 요가엔 호흡 _자세만으론 치유되지 않는 우리 몸의 비밀

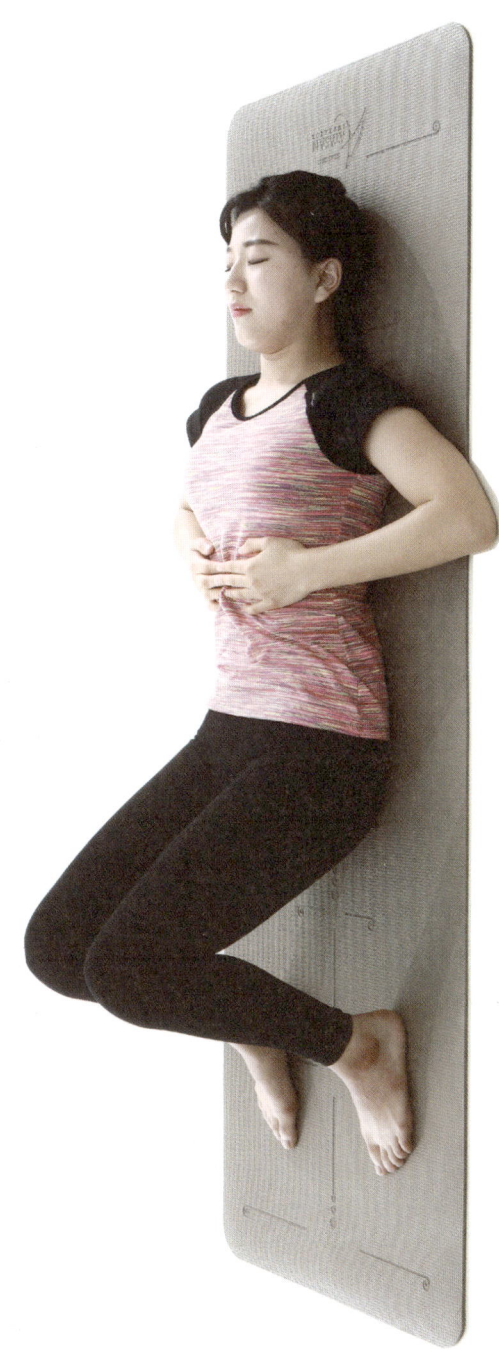

몸풀기만 잘해도 통증이 사라진다

동영상 QR코드

팔꿈치와 손목의 통증 해결을 위한 몸풀기

팔꿈치와 손목 통증의 원인

팔꿈치 부분이 시큰거리거나, 손으로 바닥을 짚을 때 뜨끔거려서 깜짝 놀랐던 경험, 아마 많이 있을 겁니다. 병원에 가면 '골프엘보'다, '테니스엘보'다, '손목 터널증후군'이다 하여 증상별로 이름도 다양합니다. 대부분의 경우 염증이라고 진단을 하고 인대와 힘줄의 손상 때문에 나타나는 증상으로 판명을 내리지만, 약물치료나 물리치료만으로는 재발을 막기가 어렵습니다. 팔꿈치 내외측의 통증과 손목의 뜨끔거리는 통증의 진짜 원인은 따로 있기 때문입니다.

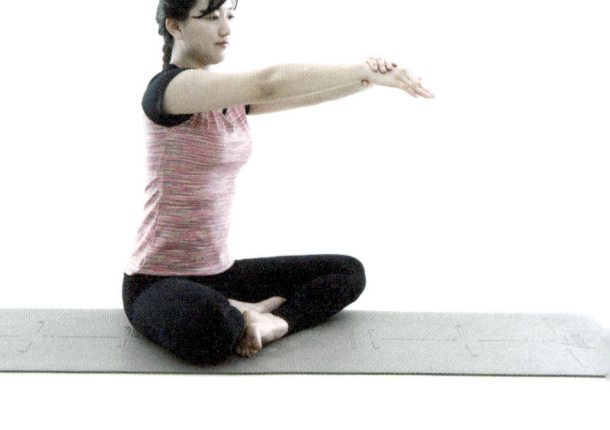

팔과 손목의 통증은 대부분 큰 충격에 의해서라기보다는 **많이 사용하기 때문에 발생합니다.** 팔근육의 긴장도가 상승하고 그 긴장도가 과해지면, 팔을 사용할 때 근육이 늘어나거나 줄어들지 못합니다. 또한 힘줄부위의 압력이 올라가면서 신경을 건드리거나 혈액순환이 잘 안 되어 통증이 생깁니다. 손가락을 움직이게 하는 근육들 거의 대부분은 아래팔에 분포합니다. 손가락으로 물건을 잡거나 들어올리기 위해 팔근육이 긴장하면, 버티는 근육의 긴장이 누적되었다가 통증 한계선을 넘어서면서 뇌로 신호를 보내 통증으로 나타나기도 합니다.

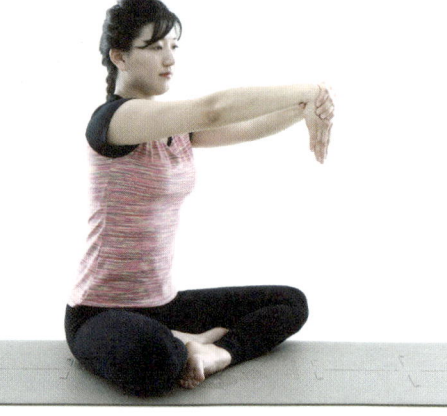

치유엔 요가, 요가엔 호흡 _ 자세만으론 치유되지 않는 우리 몸의 비밀

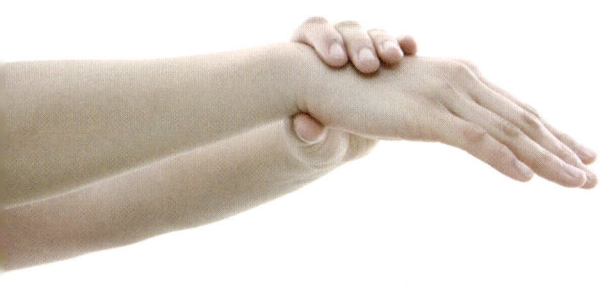

물리적 충격에 의한 증상은 당연히 병원을 먼저 찾아야 하겠지만, 팔을 많이 사용해서 나타나는 긴장성 통증은 스스로 관리하는 습관만 제대로 들여도 충분히 극복할 수 있습니다. 단순하게 팔근육을 늘여주기만 해서는 안 되고, 당연히 ==확장호흡과 함께해야 제대로 이완작용이 일어나면서 통증이나 불편함이 사라지게 될 것입니다.==

이렇게 하세요

팔 위쪽의 근육을 늘여주며 확장호흡

① 팔을 쭉 펴서 손끝이 아래로 가도록 하고, 반대 손 엄지를 손목 밑에 넣어 손목을 감싸 잡습니다. 보통은 그냥 손목을 꺾기 쉬우나, 엄지손가락을 접히는 곳에 끼우게 되면 좀 더 관절에 무리 없이 팔 근육을 늘일 수 있습니다.

② 팔 위쪽 근육이 늘어나도록 손목을 늘이며 꺾어 줍니다.

③ 자세를 유지한 채, 깊은 확장호흡을 3회 이상 길고 천천히 실시합니다.

④ 호흡과 함께 긴장이 풀리면서 팔 근육이 늘어나면 조금 더 늘여주며 호흡을 1~2회 더 해줍니다.

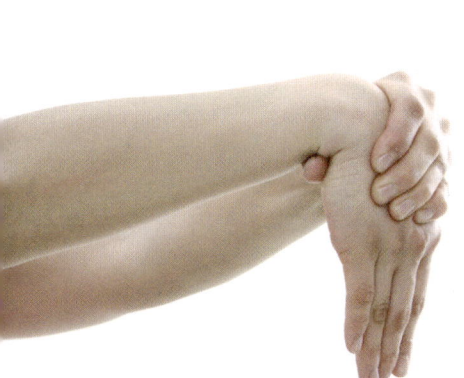

손을 뒤집어 팔 안쪽의 근육을 늘여주며

확장호흡

① 손바닥을 뒤집어 손끝이 아래로 가도록 하여, 벽이나 바닥에 대고 반대 손 엄지와 검지 사이로 손목을 받쳐줍니다.

② 팔 안쪽 근육이 늘어나는 만큼 손목 안쪽을 눌러주며 확장호흡을 천천히 길게 3회 이상 실시합니다.

③ 호흡과 함께 긴장이 풀리면서 팔 근육이 늘어나면 조금 더 늘여주며 호흡을 1~2회 더 해줍니다.

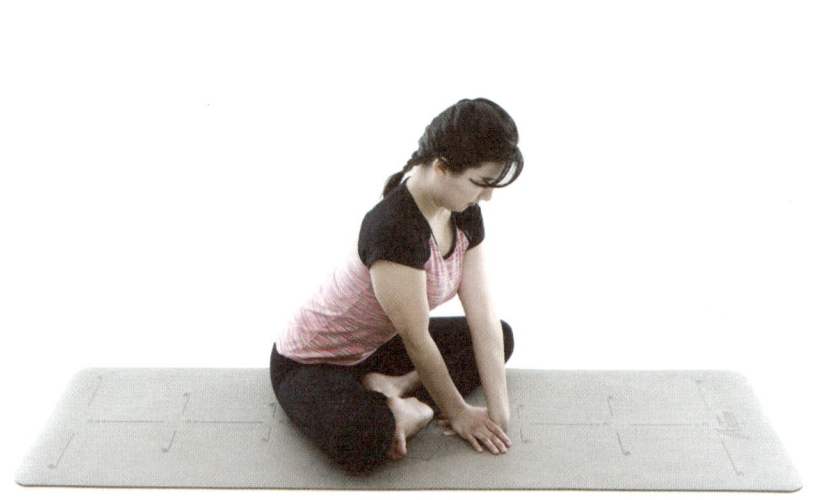

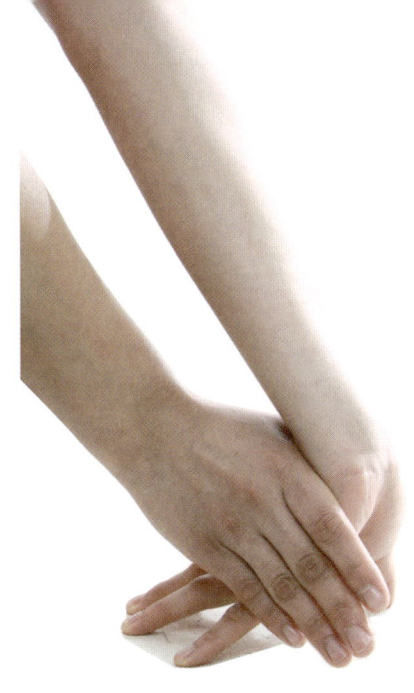

유의사항

손목은 생각만큼 약한 부위가 아닙니다. 갑작스런 충격에 의해 근육이 경직되지 않는 이상, 힘을 강하게 하더라도 무리 없이 할 수 있습니다. 대부분의 통증환자들은 아프거나 잘못될까 하는 걱정에 효과가 나타날 만큼 강도를 올리지 못합니다. 우리의 손목은 여성이라도 천천히 진행만 한다면 자신의 체중을 실어도 무리가 가지 않을 만큼 강합니다.

늘여야 하는 근육은 유산소성 근육이고, 늘어나는 속도가 느리기 때문에 근육이 늘어나는 시간을 충분히 주어야 합니다. 보통 늘이는 시간은 호흡 5회 정도가 적당하며, 너무 오래하면 오히려 근육이 피로하고 지쳐 다시 경직될 우려가 있으니 시간을 조절하는 것이 중요합니다.

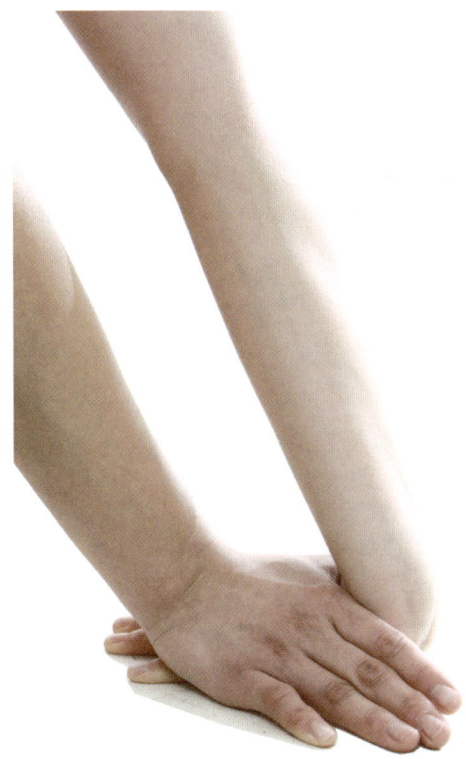

발목과 발바닥을
편안하게 만드는 몸풀기

발목과 발바닥의 긴장과 불편함

발목이나 발바닥 통증의 주된 원인은 다리근육 중에서도 아래쪽인 특히 종아리와 정강이 쪽 근육에 있습니다. 다리 전체와 무릎 아래쪽 근육을 수시로 풀어주는 것은 전신 건강을 책임지고 있는 다리근육의 이완을 위해 반드시 필요합니다. 우리가 겪는 발목과 발바닥 통증들 대부분은 어쩌면 당연한 것인지도 모릅니다. 다리의 근육들은 상체보다 훨씬 큰 압력과 움직임을 하루 종일 견뎌내고 있기 때문입니다.

우리가 발목을 자주 삐거나 한쪽 다리만 유독 잘 다치는 것도, 많이 사용하기만 했지 근육이 제대로 쉴 수 있도록 풀어주거나 이완시키지 않아서입니다. 걸을 때 발목이 자주 꺾이거나 발을 헛딛는 원인도 뇌에서 내려가는 신경신호가 속근육의 긴장으로 말미암아 교란되어 나타나는 현상입니다. 뇌에서는 분명 어떤 위치로 어떻게 발을 딛으라고 다리근육에 신호를 보냈지만, 다리 근육이 경직되어 그 신호를 제대로 수행할 수 없어 자꾸만 엉뚱한 위치와 바르지 못한 방식으로 지면을 디뎌 발목이 꺾이고 다치는 것입니다.

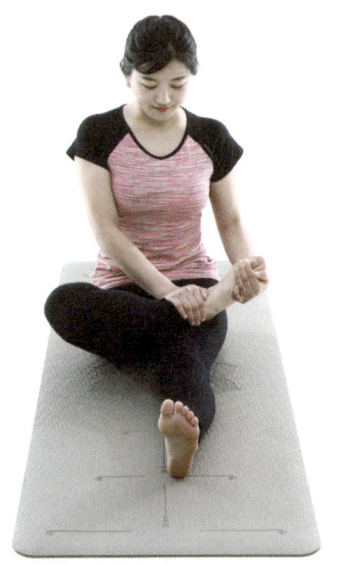

치유엔 요가, 요가엔 호흡 _자세만으론 치유되지 않는 우리 몸의 비밀

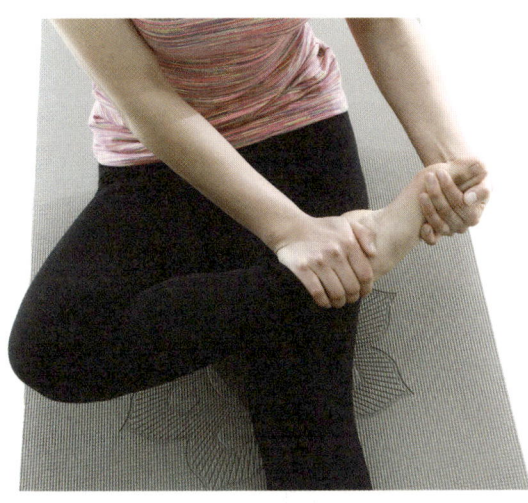

또한 다리 근육은 오랜 시간을 버티고 있어야 하기 때문에 그냥 쉰다고 근육의 긴장이 풀리지는 않습니다. 적극적으로 근육을 늘여주고 호흡을 통해 산소를 공급해주어 강제로 이완시켜야 합니다. 이곳에 소개된 자세들은 이미 많이 보셨겠지만, 정작 필요할 때 효과적인 방법으로 실행해보지 못하셨을 겁니다. 이제라도 확장호흡과 함께 피로와 긴장이 누적된 발과 다리를 잘 풀어주고 잘 쉴 수 있게 관리하시기 바랍니다. 관리의 노력은 반드시 당신께 편안함으로 보답할 것입니다.

이렇게 하세요

정강이쪽 근육을 늘여주며 확장호흡 (발등 당기기)

① 한쪽 다리를 반대쪽 다리 위에 올려, 올린 다리쪽 손으로 발목을 잡아 고정시켜 주고, 반대 손으로 발등을 밑에서부터 감싸 잡습니다.

② 발목을 지긋이 당기며, 확장호흡을 길고 천천히 3회 정도 실시합니다.

몸풀기만 잘해도 통증이 사라진다

종아리쪽 근육을 늘여주며 확장호흡

(발바닥 앞부분 밀어넣기)

① 발등을 감싸 잡았던 손을 놓고, 이번에는 발바닥 앞부분을 잡습니다.

② **발가락만 꺾지 말고 발 앞부분을 다리 쪽으로 밀어 넣어**, 발바닥 전체와 아킬레스건을 통해 종아리 안쪽 근육이 늘어나도록 자세를 잡습니다. 자세를 유지하여 3회 이상 길고 천천히 확장호흡을 합니다.

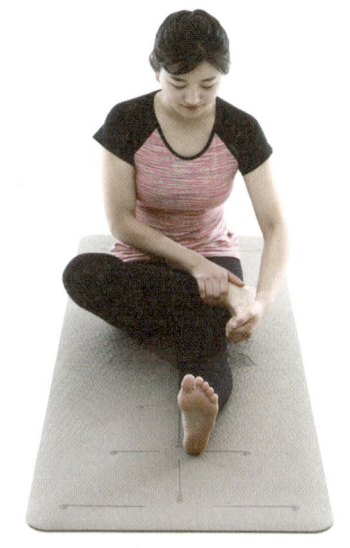

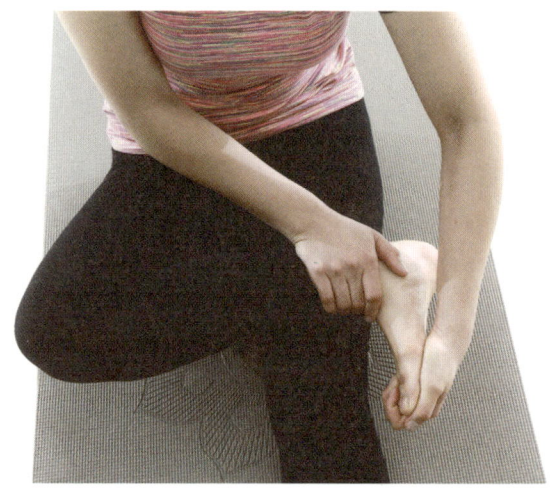

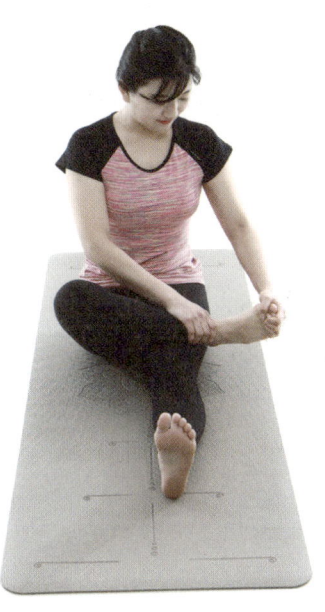

천천히 발목 돌리며 확장호흡

① 천천히 발목을 충분히 돌려줍니다.

② 반대 방향으로도 충분히 발목을 돌려줍니다.

너무 빠르게 하지 않도록 유의하세요!

발 바꾸어 풀어주기

앞의 방법들을 똑같이 반대쪽에도 실시합니다.

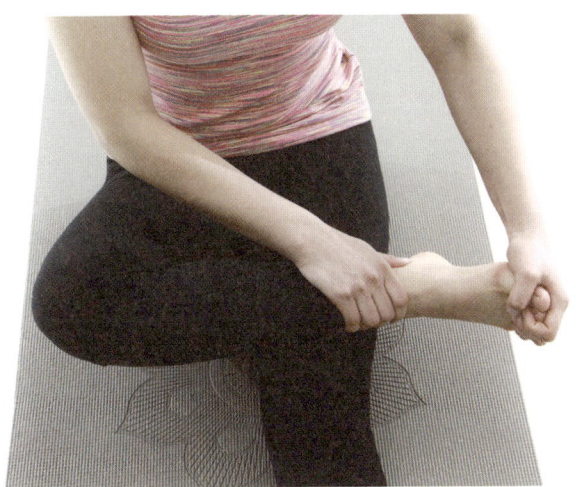

잘 붓고, 피곤한 다리를 위한 순환 자세

**다리 근육의 경직을 풀어야
전신이 편안해진다**

보통 다리 근육은 우리가 상상하는 것 이상으로 무거운 하중을 견디며 매일매일 강행군을 하고 있습니다. 그런데 '나는 많이 걷거나 뛰지도 않고 앉아만 있는데, 왜 다리 근육이 강행군을 한다는 거지?'라며 궁금해 하는 사람들이 많을 것입니다. 바로 그렇게 우리는 다리근육의 노고를 전혀 몰라주고 있습니다.

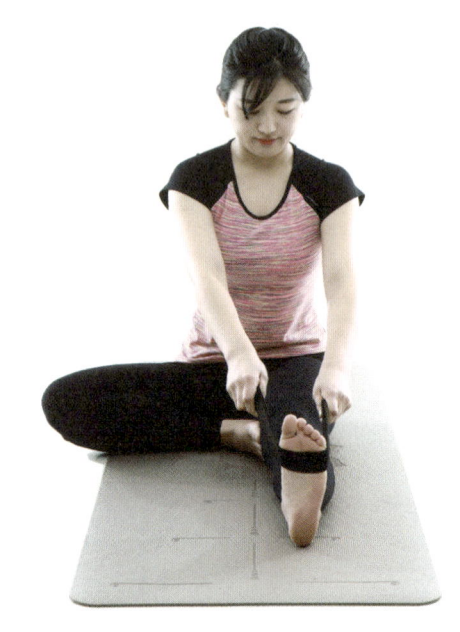

우리의 허벅지 근육은 몸을 움직이는 동작에만 사용되는 것이 아닙니다. 앉아 있을 때는 상체가 앞으로 꼬꾸라지지 않도록 버텨주는 역할을 합니다. 뿐만 아니라, 앉아 있을 때 다리 아래쪽으로 혈액이 공급될 수 있도록 혈관이나 신경이 눌리지 않게 버티는 역할도 하고 있습니다. 종아리와 정강이 근육도 마찬가지 역할을 합니다. **우리의 다리 근육은 늘 피곤합니다.**

또한 다리로 내려온 혈액을 다시 심장으로 보내야 하기 때문에, 우리가 느끼지 못하지만 다리 근육들은 계속해서 수축이완을 반복하고 있습니다. 정지된 자세로 있을 때조차 가만히 있기 위해서 사용되는 근육이 있다는 것을

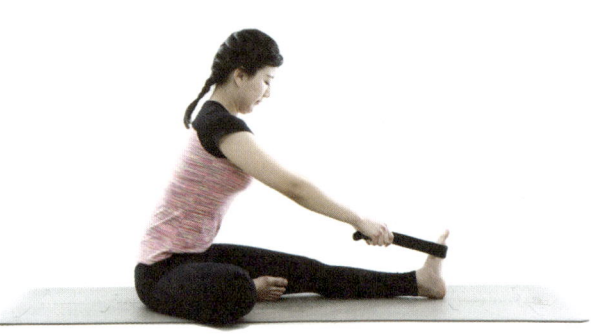

치유엔 요가, 요가엔 호흡 _자세만으론 치유되지 않는 우리 몸의 비밀

상기하세요. 이런 자세근들이 혹사당하지 않도록 종종 풀어주어야 합니다. 물론 확장호흡과 함께 말이죠. 이 자세들은 세트로 실시할 때 효과가 큽니다. 과하게 긴장된 다리 근육의 앞과 뒤를 풀어주어 혈액순환이 잘 될 수 있도록 돕는 자세들이기 때문에, 등산이나 많이 걸어 피곤할 때 하면 좋습니다. 또한 무릎이 아픈 사람들에게도 큰 효과가 있는 자세입니다.

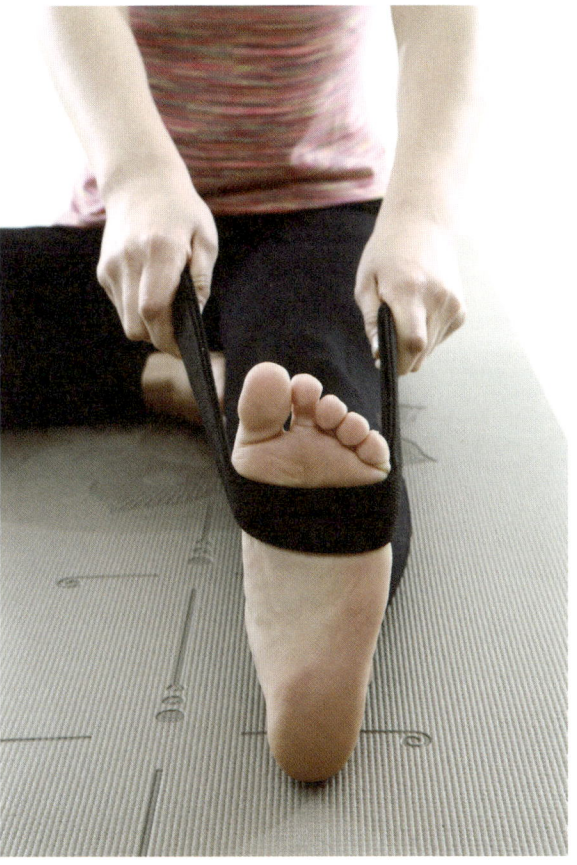

이렇게 하세요

앉아서 발끝 당기며 확장호흡

① 한쪽 다리를 접어 허벅지에 붙여줍니다. 깔고 앉지 않도록 하세요.
② 요가 벨트나 끈을 이용해 앞발바닥에 걸어줍니다. 유연한 분들은 그냥 맨손으로 잡아도 됩니다.
③ 등을 펴고 턱은 당긴 상태로 시선은 발끝을 보며, 상체를 앞으로 살짝 기울여 발끝을 몸 쪽으로 당겨줍니다.
④ 자세를 유지하며 복부를 당겨 올린 상태로, 확장호흡을 5회 정도 길고 천천히 실시하고 마칩니다.

유의사항

당겨지는 다리는 최대한 힘을 빼야 합니다. 그래야 다른 근육의 간섭 없이 속근육을 늘일 수 있기 때문입니다. 다리골격의 구조상 발날쪽을 조금 더 몸쪽으로 당겨줍니다. 등이 굽어지면 허벅지 아래쪽의 자극이 없기 때문에 상체를 숙이지 않더라도 등은 반드시 펴야 합니다. 등을 펴면 고개가 자동으로 올라갈 것이니, 마지막에 턱을 당겨 자세를 완성합니다.

몸풀기만 잘해도 통증이 사라진다

뒤로 기울여 허벅지 앞쪽 늘이며 확장호흡

(발끝을 당겼던 다리쪽에 실시)

① 앞 동작에서 편다리를 밖으로 접고 안으로 접었던 다리를 앞으로 펴서, 무릎 사이를 붙여줍니다.

② 양손 끝이 몸쪽을 향하도록 몸 뒤로 짚어 상체를 뒤로 기울입니다.

③ 자세를 유지하면서 확장호흡을 5회 정도 길고 천천히 실시합니다.

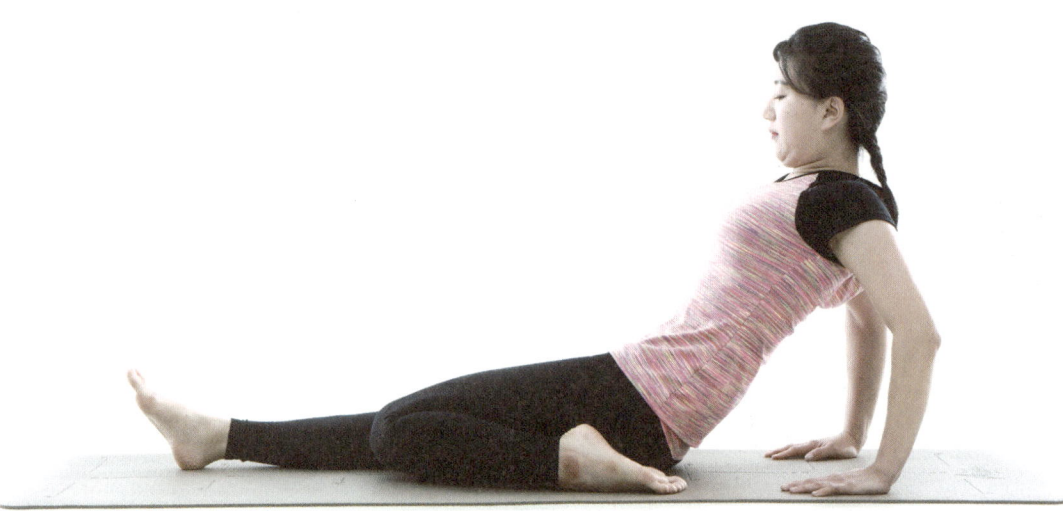

유의사항

발목이 잘 펴지지 않는 사람은 발목 밑에 수건이나 낮은 베개를 받쳐도 됩니다. 양손 끝을 뒤로 향하게 되면 잠시는 편하지만, 겉근육이 아닌 속근육만 동원되기 때문에 팔과 어깨의 긴장도를 높이게 됩니다. 따라서 다른 근육이 하중을 지지하는데 동원되어 지근이 부담을 덜 수 있도록 약간 힘들더라도 손끝은 앞으로 향하는 것이 좋습니다. **손을 바닥에 짚을 때는 손가락을 최대한 벌려 손목을 보호합니다.** 몸이 많이 유연한 사람이라면 팔꿈치를 바닥에 대거나, 누워도 괜찮지만 편안한 느낌이 든다고 해도 호흡이 5회를 넘어가지 않도록 주의합니다. 속근육(지근섬유)은 체력을 담당하는 근육이기 때문에 자신의 한계를 넘어가면 오히려 더 긴장하게 되는 경향이 있습니다. 따라서 기분 좋은 느낌이 들거나 시원함이 느껴질 때 멈추는 것이 좋습니다.

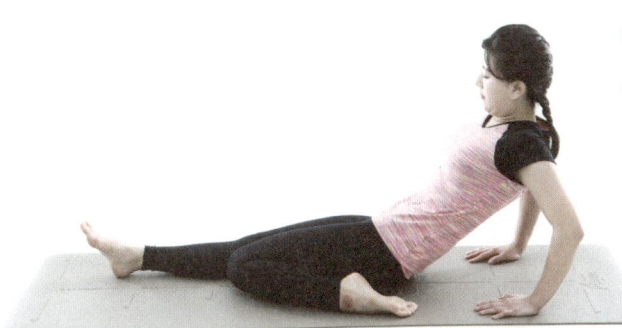

반대쪽도 같은 방법으로

앞의 방법들을 똑같이 반대쪽에도 실시합니다.

척주를 시원하고 편안하게 하는 몸풀기

등이 편안해야 온몸에 활력이 넘친다

사람의 등은 척추를 중심으로 하여, 힘을 쓰고 몸을 움직이기 위한 수많은 근육들이 부착되어 있습니다. 또한 사람의 척추는 뇌에서 내려와 온몸으로 분지하여 나가는 척수신경이 지나가는 통로이기도 합니다. 그래서 당연하게도 온몸의 장기들과 연결되어 있는 중요한 곳이면서, 등은 온몸의 순환을 담당하는 척도라고 할 수 있습니다.

우리가 앉거나 서서 어떤 하나의 자세를 유지하게 되면, 당연히 척추 주변의 근육들은 항상 일정한 긴장도를 유지합니다. 등 근육 역시 사람의 몸이 앞으로 꼬꾸라지지 않도록 잡아주는 역할을 항상 하고 있습니다. 그래서 몸의 앞부분에 비해서 등은 크고 강한 근육들이 더 많이 분포해 있고, 이 때문에 살이 잘 찌지 않습니다. 배와 옆구리에 살이 찐 사람은 많아도 허리나 등에 살이 찐 사람을 별로 본 적이 없을 것입니다.

강하고 큰 근육들이 등에 분포하다보니, 이 근육들이 여러 가지 이유에 의해 경직되면 등에서 각 장기로 연결되어 있는 신경과 혈관들이 눌려 제 기능을 할 수 없게 됩니다.

이렇게 하세요

뒤로 구르기 하며 확장호흡

① 무릎을 구부리고 앉아 다리오금 밑에 깍지를 낍니다.
② 복부를 당겨 배에 힘을 준 상태로, 뒤로 최대한 천천히 굴러 척추 마디마다 체중이 실리도록 구릅니다.
③ 10~15회 정도 천천히 반동을 주며 구르면서 자연스럽게 호흡합니다.

치유엔 요가, 요가엔 호흡 _자세만으론 치유되지 않는 우리 몸의 비밀

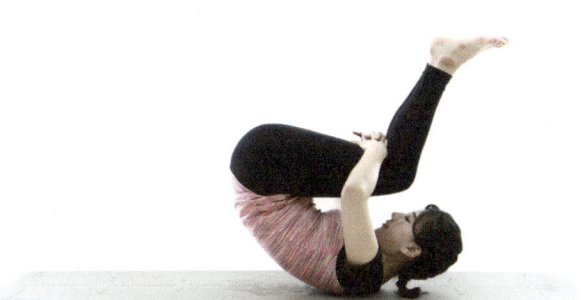

등이 결리고 아픈 증상은 등의 통증만으로 끝나는 것이 아니라, 내장기관에까지 피해를 줍니다. 이러한 증상을 해결하려면, 등 근육의 경직을 풀고 척추 마디마다 연결되어 있는 여러 가지 연결 근육들을 풀어주어야 합니다. 등 근육을 골고루 풀어주려면 다양한 자세들이 필요하지만, 여기서는 가장 기본적이고 큰 범위에서, 등 근육의 중심인 척추 주변근육을 혼자서 풀 수 있는 자세를 소개합니다.

뒤로 구르기 동작은 복부에 힘이 좀 있어야 하고, 등의 경직도 어느 정도는 풀려 있어야 가능하기 때문에, 상태가 심한 분들은 하기 힘들 수 있습니다. 그런 경우에는 좌우 구르기만으로도 충분히 등의 경직을 풀 수 있습니다.

유의사항

머리가 바닥에 부딪히지 않도록 구르는 동안 턱을 바짝 당겨 고개를 숙여줍니다. 뒤로 구르는 동작은 복부의 힘을 많이 필요로 하기 때문에 무리하지 않도록 하며 점차 복부에 힘이 생기면 깍지 낀 손을 풀어 무릎을 잡습니다. 처음부터 많이 하면 등이 풀리기도 전에 배에 근육통이 생길 수 있으니 주의합니다. **꼭 앉는 자세로 돌아오지 않아도 되니 처음에는 반동의 힘으로 왔다갔다만 해도 좋습니다.**

몸풀기만 잘해도 통증이 사라진다

좌·우로 구르기 하며 확장호흡

① 무릎을 세우고 누워, 양손으로 반대쪽 팔을 잡습니다.

② 한쪽 팔꿈치가 바닥에 닿을 정도로 좌우로 왔다 갔다 하며 등을 풀어줍니다. 이때 발은 바닥에 대고 무릎을 좌우로 기울이며 실시하도록 합니다.

③ 자연스럽게 호흡하면서 10~15회 정도 천천히 반복합니다.

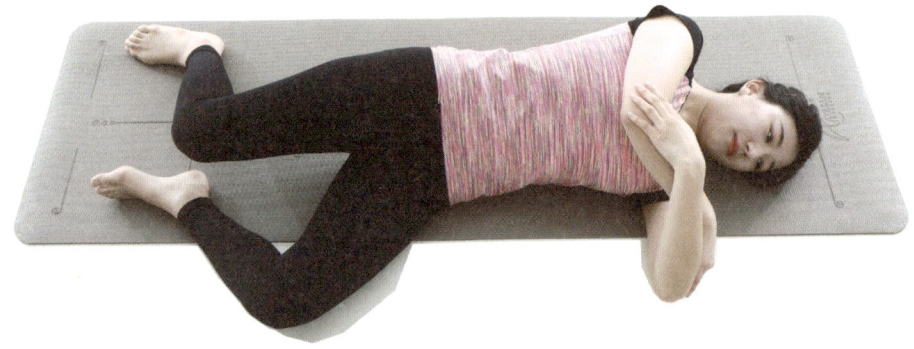

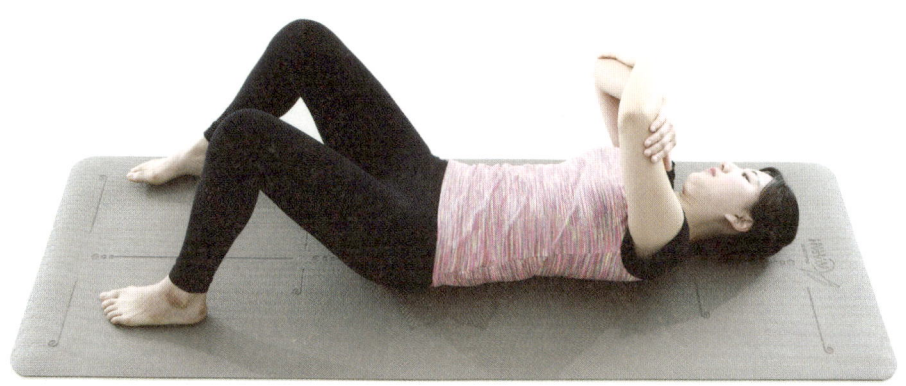

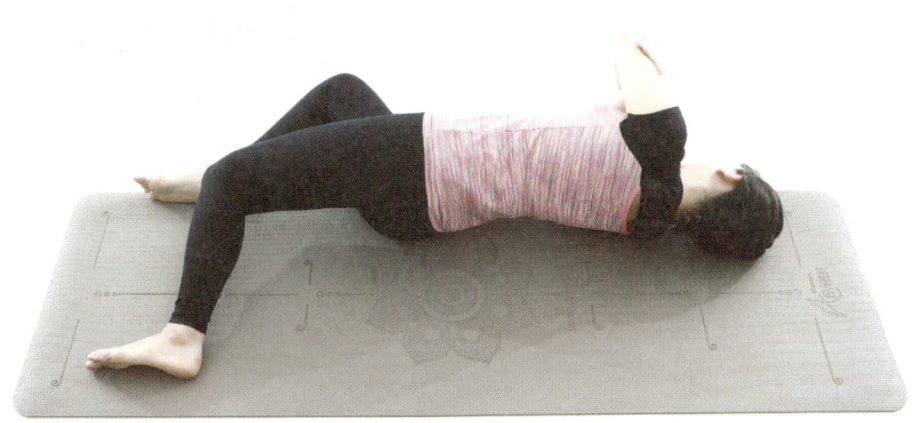

몸풀기만 잘해도 통증이 사라진다

어깨와 날개뼈 통증 잡는 몸풀기

**가슴근육을 풀어야 어깨 전체와
등 위쪽의 통증을 잡을 수 있다**

우리 몸에서 일어나는 근골격계 통증의 대부분은 통증이 나타나는 부위보다, 그 반대쪽에서 길항작용을 하는 근육의 경직으로 발생하는 경우가 훨씬 더 많습니다. 한쪽의 근육이 너무 경직되어 제 역할을 못하게 되면, 그 반대편에 있는 근육에 실리는 부하가 과하게 올라가 근육의 균형이 깨지면서 신경에 이상신호를 보내 통증을 유발하는 것이죠. 경직되는 근육 자체의 통증보다 그 반대편 근육에 통증을 느끼는 대표적인 사례로 허리 통증과 어깨 통증이 있습니다. 허리의 경우는 복부 안쪽과 골반 안쪽에 위치한 엉덩허리근(장요근)의 긴장에 의해, 뒤쪽 허리나 엉덩이와 허벅지 밖의 근육에 통증이 발생하는 경우가 많습니다.

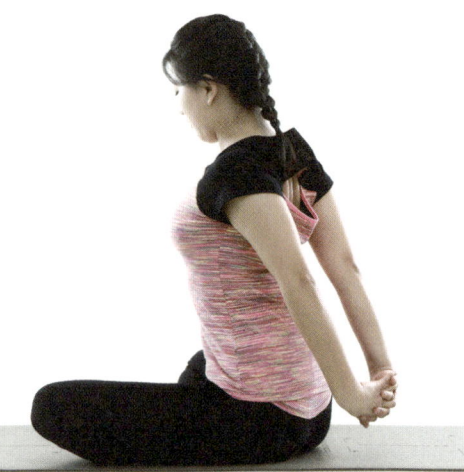

어깨의 경우도 대부분 어깨 위나 등 위쪽 부분에 나타나는 통증들은, 몸 앞에 위치한 '큰가슴근'이나 더 깊숙한 곳에 있는 '작은 가슴근'의 경직으로 어깨가 앞으로 굽으면서 발생하는 경우가 많습니다. 그런데 일반적으로 어깨가 불편하거나 등 뒤쪽이 불편하면, 그 아픈 부위의 근육을 마사지 하거나 아프고

치유엔 요가, 요가엔 호흡 _자세만으론 치유되지 않는 우리 몸의 비밀

불편한 부위의 근육을 스트레칭하여 통증을 해소하려는 경향이 있습니다. 등 뒤가 불편하다고 등 뒤쪽의 근육만 늘이게 되면, 진짜 원인인 몸 앞쪽의 근육들은 오히려 더 경직되는 악순환이 반복되는 문제가 있습니다. 이러한 경향 때문에 어깨통증은 잘 낫지 않고 고질처럼 여겨지는 것인지도 모릅니다. 어깨의 경우 어깨 위쪽이나 어깨뼈(견갑골) 뒤쪽에 나타나는 통증을 해결하기 위해서는, 어깨 위쪽이나 등 뒤의 근육을 늘여주기보다 몸 앞쪽에 위치한 가슴근육을 늘여주며 호흡하는 것이 더 큰 효과를 볼 수 있습니다.

이렇게 하세요

뒤로 깍지 껴서 가슴근육 늘이기

〚 앉아서 하는 방법 〛

① 의자나 바닥에 앉았을 때, 양손을 뒤로 하여 깍지를 낍니다.

② 어깨를 최대한 뒤로 벌려, 양팔을 폅니다.
 (팔을 펼 수 없을 때는 어깨만 최대한 뒤로 벌리세요.)

③ 머리는 정면을 보며, 턱만 목 쪽으로 살짝 당겨줍니다.

④ 팔을 올릴 수 있는 만큼 위로 올려 고정하고 확장호흡을 5회 정도 길고 천천히 조절합니다.

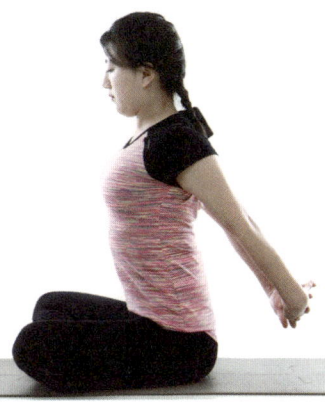

〚 서서 하는 방법 〛

① 발을 어깨 너비 정도 벌리고, 발끝은 11자나 약간 안쪽을 보게 합니다. (발 안쪽이 뜨지 않도록 눌러줍니다.)

② 양손을 뒤로 하여 깍지를 끼고, 어깨를 최대한 뒤로 벌려 양팔을 폅니다. (팔을 펼 수 없을 때는 어깨만 최대한 뒤로 벌리세요.)

③ 머리는 정면을 보며, 턱만 목 쪽으로 살짝 당겨줍니다.

④ 팔을 올릴 수 있는 만큼 위로 올려 고정하고 확장호흡을 5회 정도 길고 천천히 조절합니다.

유의사항

머리를 앞으로 숙이지 않아야, 저항 없이 가슴근육을 효과적으로 늘일 수 있습니다. 머리를 반듯하게 세웁니다. 깍지를 꼈을 때 가능하면 손바닥을 붙이고, 가슴이나 등 뒤쪽에 과한 자극이 온다면 손가락만 깍지 낀 상태를 유지해도 괜찮습니다.

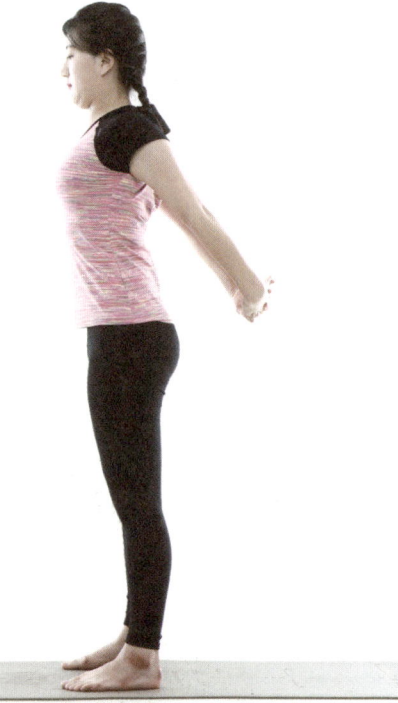

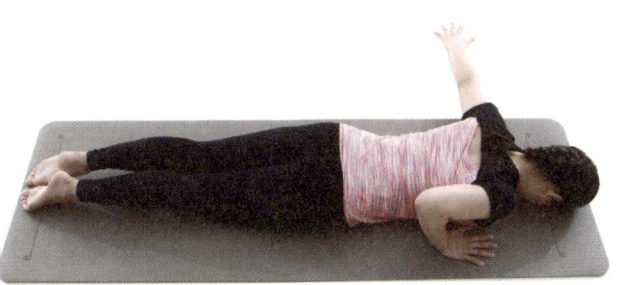

엎드려 가슴근육 늘이기

(파르스바다누라 아사나 응용자세)

① 발을 모으고 엎드려, 양손으로 가슴 옆에 있는 바닥을 짚습니다.

② 한쪽 팔을 옆으로 펴서 어깨와 나란하게 위치시킵니다. (손바닥은 바닥으로)

③ 반대쪽의 바닥을 짚고 있는 손을 밀어 몸을 옆으로 세우고, 위에 있는 다리도 최대한 팔을 편 쪽으로 넘겨줍니다.

④ 가능하면 머리를 들어 턱은 위쪽 어깨에 가깝게 하고, 시선은 위를 봅니다.

⑤ 자세를 유지하며 천천히 길게 3회 정도 확장호흡을 합니다.

⑥ 자세를 풀고, 편 팔을 바꾸어, 1 ~ 5의 방법과 같이 반대쪽도 실시합니다.

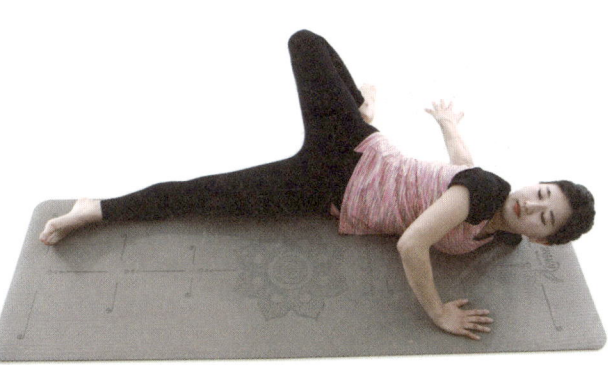

유의사항

가슴 근육은 한 번에 강하게 늘이기보다는 천천히 단계적으로 늘여야 합니다. 좌우측을 번갈아 가며 여러 번 반복해도 좋습니다. 어깨와 등이 아프다는 것은 느끼지 못할 뿐 가슴 앞쪽 근육도 경직되어 피로가 누적된 상태라는 것입니다. 그러니 한 번에 오랜 시간 하지 않도록 주의합니다.

목과 머리의 편안함을 위한 몸풀기

등과 뒷목의 근육이 풀려야 머리까지 편안해진다

우리 몸의 각 부위는 유기적으로 연결되어, 서로 영향을 주고받는 관계입니다. 머리와 목의 긴장이 등과 허리로 내려와 다리와 발목을 불편하게 만들 수도 있습니다. 발바닥이나 다리의 긴장이 척추 근육을 타고 올라와 등과 목의 긴장도를 높여 몸 전체를 불편하게 만들기도 합니다. 특히 머리와 목은 몸 전체에 끼치는 영향이 지대하기 때문에 순환이 잘되는 상태를 만들어주는 것이 중요합니다. 그런데 **머리와 목의 긴장을 제대로 풀려면 필수적으로 등을 풀어주어야 합니다.** 머리와 목으로 올라오는 중요한 신경과 혈관들은 대부분 등 근육의 영향을 받고 있기 때문입니다.

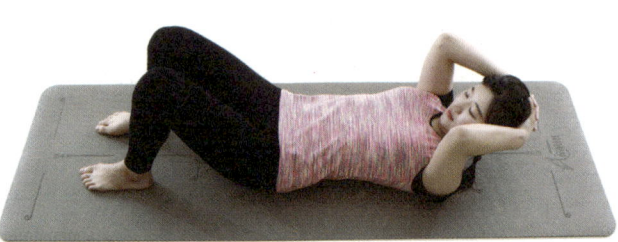

등의 자세와 상태에 따라서 목과 머리의 근육들도 그 상태가 결정됩니다. 여기에 소개하는 몸풀기는 등과 목 근육을 함께 이완시키고, 순환이 잘되는 상태로 만들 수 있는 방법입니다. 반대편에서 작용하는 근육의 성질을 고려하여 한 가지 자세만 하지 말고, **반드시 두 가지 자세를 묶어서 세트로 하시길** 권합니다.

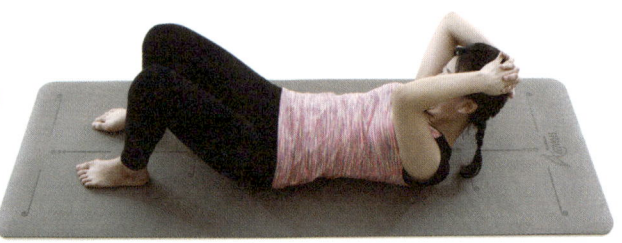

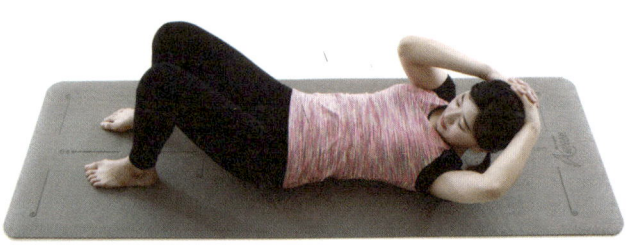

치유엔 요가, 요가엔 호흡 _자세만으론 치유되지 않는 우리 몸의 비밀

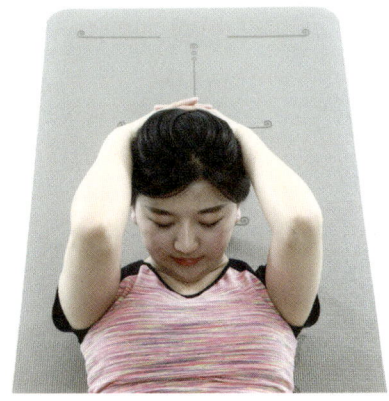

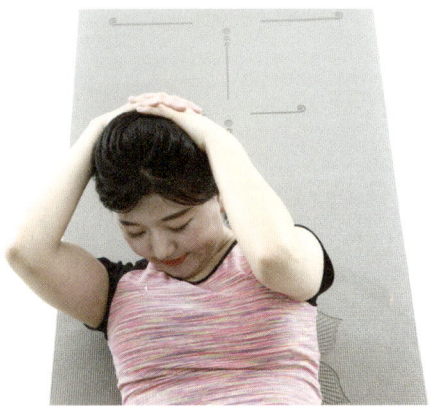

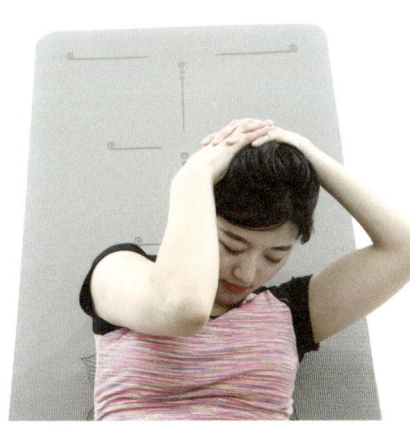

이렇게 하세요

뒷목 늘이고 확장호흡

(숩타 그리바 산찰라나)

① 바닥에 누워, 양 무릎을 세우고 양발은 골반 너비 정도 벌립니다.

② 양손은 깍지를 껴서 머리 뒤를 감싸줍니다.

③ 목과 복부에는 힘이 들어가지 않도록 주의하며, 팔 힘만으로 머리를 발쪽으로 당겨 뒷목을 늘여줍니다.

④ 자세를 유지하며, 깊고 천천히 확장호흡을 3회 정도 실시합니다.

⑤ 자세를 풀었다가, 깍지 낀 손으로 왼쪽 머리 모서리를 잡고 오른쪽을 향해 당겨 왼쪽 뒷목 근육을 늘여주며 확장호흡을 3회 정도 실시합니다.

⑥ 자세를 풀었다가, 이번에는 깍지 낀 손으로 오른쪽 머리 모서리를 감싸고 왼쪽을 향해 당겨 오른쪽 뒷목 근육을 늘여주며 확장호흡을 3회 정도 실시합니다.

⑦ 자세를 풀고 잠시 휴식을 취합니다.

등 위로 밀어올리기 자세로 확장호흡

(맏스야아사나 - 물고기자세)

① 무릎을 세우고 누운 상태에서, 엉덩이를 살짝 들어 올려 양손이 겹치지 않게 하여 엉덩이 밑에 넣습니다.

② 다리를 펴서 붙여주고 **발끝을 몸 쪽으로 당기며 항문 쪽 괄약근을 가볍게 조여줍니다.**

③ 팔꿈치로 바닥을 밀어, 등을 위로 밀어 올리며 정수리를 바닥에 댑니다.

④ 가능한 범위에서 정수리를 허리 쪽으로 더 당겨줍니다. 자세를 유지하며, 확장호흡을 5회 정도 실시합니다.

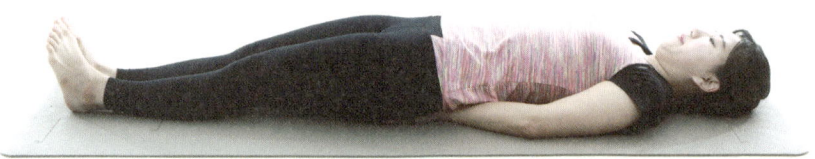

반복합니다

두 자세를 번갈아 가며, 3세트 정도 천천히 실시합니다. 자세와 자세 사이에는 가벼운 휴식을 취해 몸에 오는 충격을 줄여주세요.

치유엔 요가, 요가엔 호흡 _자세만으론 치유되지 않는 우리 몸의 비밀

유의사항

한 번으로 끝내지 말고, 최소 2세트 이상 해보면, ==등과 목은 물론 머리까지 시원하고 편안해집니다.== 하지만 체력이 극히 약하고 근력이 부족한 사람은 물고기자세에서 갑작스런 순환 때문에 어지러울 수 있습니다. 이럴 경우 잠시 누워서 쉬시고, '좌우 구르기' 같은 자세로 대체하여 등을 먼저 풀고 체력을 높인 후에 천천히 시도하기 바랍니다. 또한 등이 너무 굳어 물고기자세가 되지 않는 사람은, 등 아래쪽에 적당한 높이의 베개를 받쳐 등을 가볍게 위로 올리는 정도로 자세를 잡아도 좋습니다. 가장 중요한 점은 자세를 잡았을 때, 천천히 길고 부드럽게 확장호흡을 지속적으로 하는 것입니다. 물고기자세에서 발목을 몸쪽으로 당기는 것은 '물라반다' 즉, 골반 밑의 괄약근을 조이는 요가행법을 더 쉽게 하기 위해서입니다.

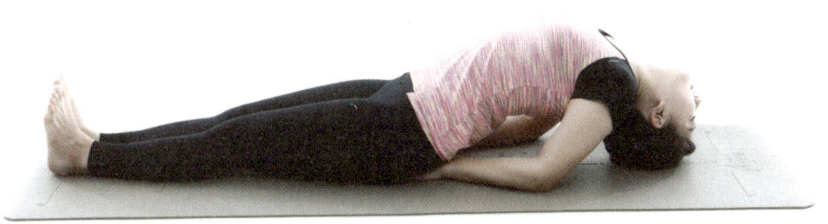

몸풀기만 잘해도 통증이 사라진다

허리 통증과 복부의 부기를 제거하는 몸풀기

- 중심근육과 다리근육이 풀려야 허리 통증을 잡을 수 있다

우리 몸의 중심근육들 중에서 특히 치료사들이 중요하게 생각하는 부위가 바로, '엉덩허리근'(iliopsoas muscle)입니다. 골반 앞쪽에서 다리와 연결된 엉덩근(장골근)과 가슴 아래에서부터 골반을 지나 다리 안쪽으로 연결되어 있는 큰허리근(대요근)을 합쳐서 엉덩허리근(장요근)이라고 합니다. <mark>경험 많은 치료사들이 이 근육을 중요하게 생각하는 이유는,</mark> 몸을 세우고 있을 때 앞에서 받쳐주는 역할뿐 아니라, <mark>몸의 중심에서 다리와 상체를 연결하여 힘을 전달하고 힘을 만들어내는 위치이기</mark> 때문입니다.

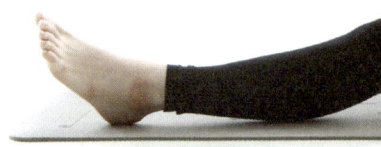

엉덩허리근(장요근)이 경직되면, 허리를 펴고 꼿꼿하게 일어설 수 없습니다. 앞에서 받쳐줘야 할 근육이 경직되어 늘어나지도 못하고 지지해주지도 못하니, 상체를 세울 수 있는 힘을 얻지 못합니다. 그로 인해 허리 뒤쪽 근육만으로 상체를 세우려 하니 힘이 부족하고, 갑자기 과한 부하가 걸려 통증도 발생합니다. <mark>갑작스런 허리 통증으로 인하여 일어서지 못하는 증상의 대부분은 바로 이 근육의 경직 때문입니다.</mark> 종종 몸이 유연한 요가

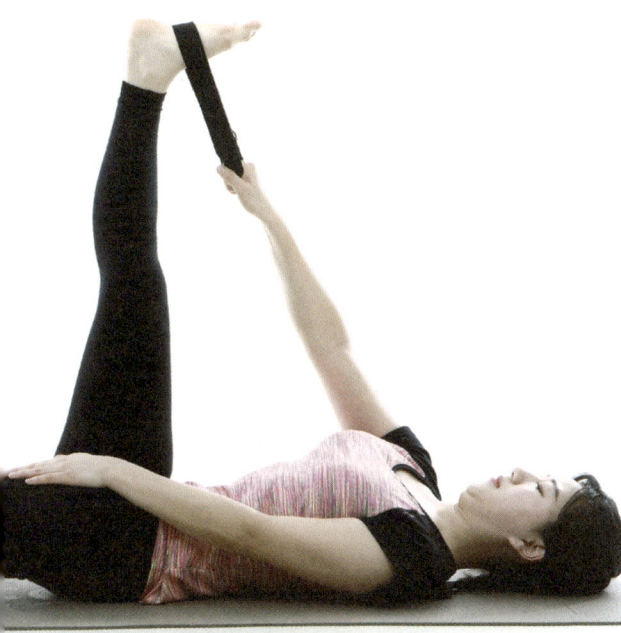

강사들 중에도 '몸이 뒤로는 젖혀지는데 왜 갑자기 앞으로 숙여지지 않는지' 질문을 하는 경우가 있습니다. 이 역시, 척추 앞에 위치한 엉덩허리근의 경직으로 나타나는 증상입니다. 엉덩허리근이 힘을 전달하는 중심부에 있다 보니, 당연하게도 몸의 각 부위들로부터 긴장을 전달받아 집중되기 때문입니다. 다리가 피곤해서 경직되어도 이 부위로 전달되고, 목이나 어깨가 긴장해서 불편해도 이 부위로 전달됩니다. 그래서 <mark>엉덩허리근은 체력상태를 가늠하는 척도가 되기도 합니다.</mark> 그곳을 눌렀을 때 불편함이 느껴진다면 그만큼 몸이 긴장하고 있는 것입니다. 그 긴장을 스스로 해결할 수 없을 만큼 체력이 많이 떨어져 있는 상태이니 빨리 조치를 취해야 다른 부위의 통증으로 발전하지 않습니다.

일반적으로 사람들이 허리가 아플 때 복대를 차는 것도 이 근육을 압박하여 밀어 올려줌으로써, 통증을 덜 느끼게 되기 때문입니다. 같은 원리의 단련법 중에 요가의 복부반다(우디아나반다)가 있습니다. 물론 외부적인 기구를 사용하지 않고, 자신의 근육으로 복부를 당겨 큰허리근을 압박해 밀어 올립니다. 실행하기는 좀 힘이 들지만 장기적으로 보았을 때는 훨씬 더 큰 이득이 있겠죠. 이 반다 방법이 일상적으로 실행할 수 있는 방법이라면, 체력이 떨어지고 <mark>복부 안쪽을 눌렀을 때 통증이 느껴지는 사람이 가장 먼저 해야 할 조치는 무엇일까요?</mark>

몸풀기만 잘해도 통증이 사라진다

누워서 하는 호흡부터 해봐야 합니다. 그러고 나서 이 근육에 영향을 주는 몸의 각 부위를 하나씩 풀어 전체적인 긴장도를 낮추어줍니다. 마지막으로 다리와 엉덩허리근을 직접 풀 수 있는 몸풀기를 해야 합니다. 그동안 시중에 소개된 엉덩허리근 스트레칭 동작들을 많이 보았지만, 가장 효과적인 자세를 왜들 소개하지 않을까 의아했었습니다.

특히 임산부는 아이가 성장하면서 점점 배가 나오는 것 같지만 그보다도 이 근육이 부어서 자궁을 앞으로 밀어내 임신 기간에 비해 배가 더 나오는 경우가 있습니다. 허리 통증 때문에 아이를 허리로 낳은 것 같다고 하소연하는 산모들도 여럿 보았습니다. 일반인은 말할 것도 없겠죠. 일일이 직접 조사를 한 것은 아니지만, ==중년층의 복부비만 중 순수한 내장지방 비율보다도 엉덩허리근의 긴장으로 인한 복부팽만이 꽤 큰 비중을 차지할 것==이라 개인적으로 예상합니다.

이제 소개하는 몸풀기는 이 증상들을 해결하는 데 직접적으로 도움을 줄 것입니다.

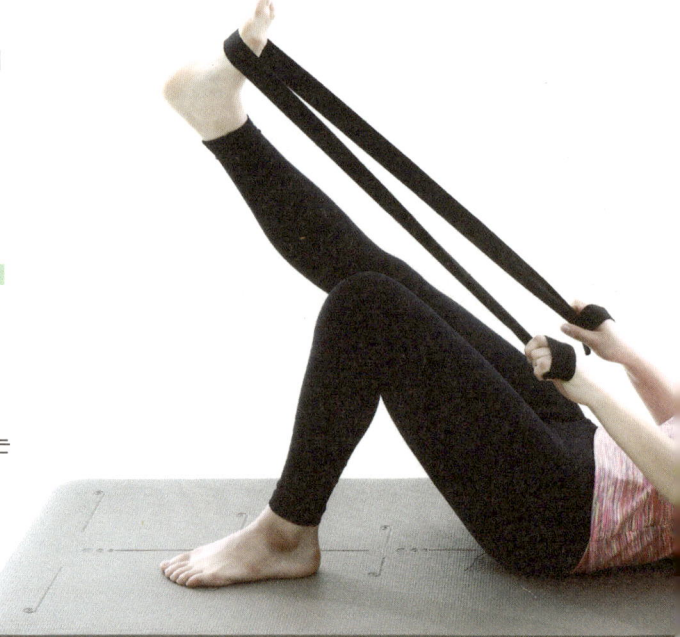

이렇게 하세요

다리 근육 늘이기 1 (45도)

① 무릎을 세우고 누운 상태에서 한쪽 다리를 45도 정도 들어올리고, 요가벨트나 면적이 넓은 끈을 앞발바닥 쪽에 걸어 당겨줍니다.

② 팔보다는 등 근육으로 당긴다는 느낌으로 자세를 잡고, 깊고 천천히 확장호흡을 5회 정도 실시합니다.

③ 다리를 바꾸어서 같은 방법으로 실시합니다.

유의사항

발의 구조상 다리 근육을 풀려면 다리의 각도와 위치를 섬세하게 조절해야 합니다. 위로 올린 다리의 엄지발가락을 코와 수직이 되도록 정렬하고, 발날 쪽을 조금 더 몸쪽으로 당겨 발바닥이 수평이 되도록 자세를 잡아야 다리 근육을 풀 수 있습니다.

다리는 무릎을 펴주는 최소한의 힘만 남기고 최대한 힘을 빼야 속근육이 효과적으로 늘어날 수 있겠죠! 벨트나 끈을 잡을 때, 손힘이 약하다고 생각되면 손바닥에 감아서 잡습니다.

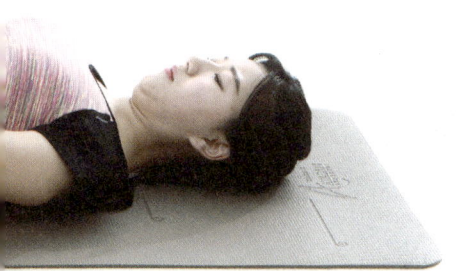

다리 근육 늘이기 2 (90도)

① 무릎을 세우고 누운 상태에서 한쪽 다리를 90도 정도 들어올리고, 요가 벨트나 면적이 넓은 끈을 이용해 **발 중간부분과 뒤꿈치 사이에** 걸어줍니다.
② 등 근육의 힘을 이용해 당기면서, 깊고 천천히 확장호흡을 5회 정도 실시합니다.
③ 다리를 바꾸어서 같은 방법으로 실시합니다.

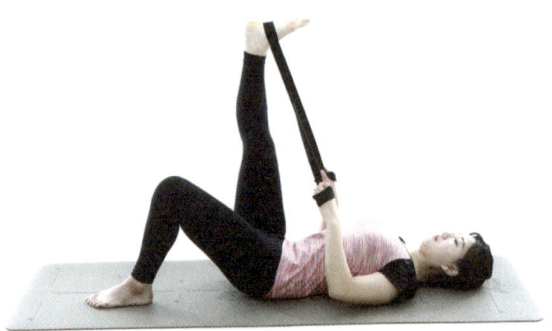

한쪽 다리 올렸다가 벌리기
(숩타 파당구쉬타아사나)

① 편안하게 누운 상태에서, 한쪽 다리를 들어올려 벨트로 발바닥 중간부분에 걸어줍니다.
② 다리를 쭉 펴서 잠시 자세를 유지하며 다리 근육의 힘을 빼줍니다.
③ 천천히 옆으로 다리를 벌려줍니다.
④ **다리의 힘을 빼면서 호흡을 하면, 조금씩 더 다리가 아래로 내려갈 것입니다.**
⑤ 다리가 더 이상 내려가지 않는다면, 그 위치에서 멈추고 고개를 반대쪽으로 돌려 깊고 천천히 확장호흡을 5회 정도 실시합니다.
⑥ 팔에 힘을 보태어 다리를 천천히 들어올렸다가 풀어주고, 반대쪽 다리도 같은 방법으로 해보세요.

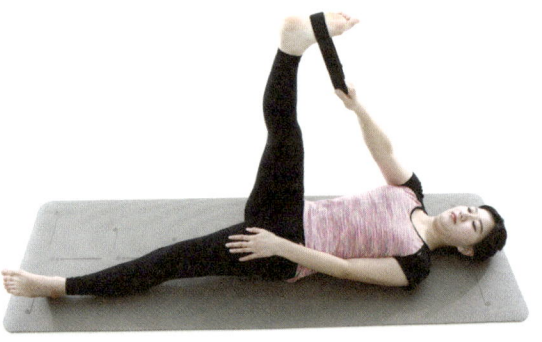

치유엔 요가, 요가엔 호흡 _자세만으론 치유되지 않는 우리 몸의 비밀

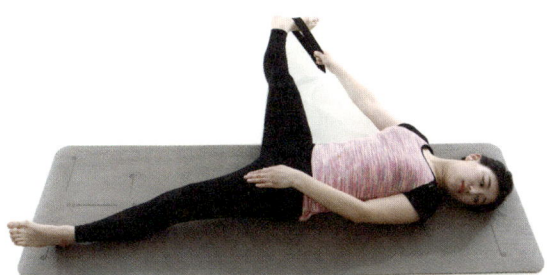

유의사항

자세를 다 잡은 상태에서, 다리를 벌린 반대쪽 엉덩이가 되도록 바닥에서 뜨지 않게 눌러줍니다. 자세를 다 잡았다고 해도 호흡을 하다보면 큰허리근이 이완되면서 다리가 더 내려가게 됩니다. 팔과 다리에 자세를 유지하는 최소한의 힘만 남기고 최대한 힘을 빼는 것이 포인트입니다. 다리 안쪽에서 약간의 뻐근함과 당기고 늘어나는 듯한 느낌까지는 괜찮습니다. 통증이 느껴지지 않도록 주의해야 하며, 스스로 힘을 빼야 유연성이 늘어나는 것이니 타인의 힘에 의해 강제로 근육을 늘이지 마세요. 골반 아래쪽이 들리게 되면 벌린 다리의 발뒤꿈치가 위로 올라오게 되는데, 골반이 들리게 되면 다리를 조금 덜 내리고 골반을 정렬하여 발 안쪽이 수평이 되도록 여유 있게 자세를 만들어갑니다.

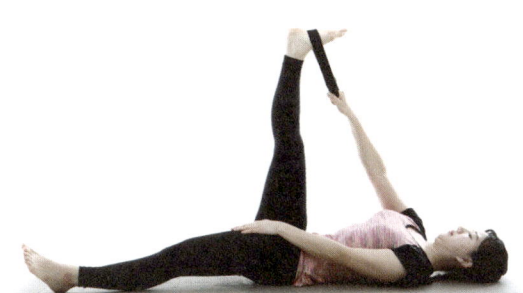

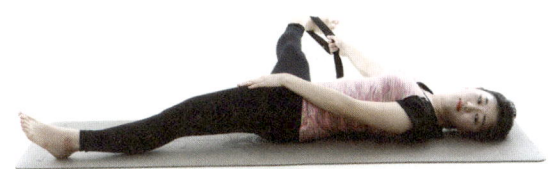

몸풀기만 잘해도 통증이 사라진다

강해지는
치유요가!

【 매일 할 수 있는 자세연결 시스템 요가 】

앞 장에 소개한 몸풀기는 적당히 몸을 이완시키고, 불편함을 해소하기 위한 단계입니다. 그 정도로도 우리 몸은 사용하는 데 불편함이 없을 만큼 좋아질 수 있습니다. 하지만 불편함을 덜어낸다고 해서 몸이 근본적으로 좋아졌다거나 치유가 되었다고 생각하는 것은 성급한 판단입니다.

사람은 태어나서 죽는 순간까지 항상 환경에 영향을 받고, 나이가 들어감에 따라 노화가 진행되어 점점 에너지가 쇠퇴해갑니다. 이 과정에서 잘못된 습관에 노출되거나 심리적인 동요나 과로로 인해 체력이 떨어지면, 필연적으로 질병이 찾아올 수밖에 없습니다. 수많은 의학 과학 관련 분야의 전문가들은, 사람들이 앓고 있는 대부분의 질병이 잘못된 습관에 기인한다고 보고 있습니다. 이러한 관점에서 보면 **모든 의학적 치료는 증상만을 없애는 대증요법**일 수밖에 없습니다. 의학적 치료라는 것은 필요할 때 임시로 받는 것이지, 건강해지는 방법은 아닌 것입니다. 건강해지기 위해 죽는 순간까지 질병이 찾아올 수 없도록, 체력을 높이고 강인함을 유지할 수 있는 지속적인 관리가 필요합니다. 그것은 당연히 한두 가지 자세로는 부족하다는 것을 당신은 이미 알고 계실 것입니다.

우리에게 필요한 것은 **지속적인 관리를 위해 체계적으로 배열된 자세체계(Asana sequence system)**입니다. 물론 한두 자세만으로도 어느 정도 통증을 가라앉히거나 불편함을 제거하는 효과를 볼 수는 있습니다. 몇 동작만으로는 체력을 올리고 몸의

치유엔 요가, 요가엔 호흡 _자세만으론 치유되지 않는 우리 몸의 비밀

전체적인 순환을 만들어주는 지근을 강화시키기에는 많이 부족합니다. 걷기나 뛰기, 등산이나 헬스클럽에서 중량 있는 물건을 들어 올리는 등의 운동들은 근력을 높일 수는 있어도 체력을 높이는 데는 한계가 있음을 알아야 합니다.

순간적으로 낼 수 있는 힘이 세진다고 해서 건강해지는 것은 아닙니다. 힘이 센 것과 몸의 전체적인 균형을 유지하는 순환능력은 다르기 때문입니다. 근력이 몸의 순환능력에 어느 정도 도움을 줄 수는 있지만, 일정수준을 넘어서기 시작하면 오히려 몸을 더 많이 긴장시켜 혈압을 비정상적으로 오르게 하고 심장에 부담을 주어 순환을 방해하기도 합니다. 어떤 운동을 하건 체계적으로 몸을 이완시키고 체력을 올릴 수 있는, 버티기와 이완 작용을 함께 할 수 있는 요가 수련이 필수적입니다.

이제부터 소개할 내용은 인체의 운동 역학에 맞도록 고안된 개인수련용 방법입니다. 세 가지의 자세 특성을 가지고 연결하여 수련하는 방법입니다. 서서 하는 자세, 앉아서 하는 자세, 누워서 하는 자세는 각각 구분하여 수련하는 것이 아닙니다. 서서 하는 자세부터 누워서 하는 자세까지 한 번에 연결해서 실시해야 합니다. 각 단계는 처음에는 서서 하는 자세와 누워서 하는 자세를 연결하는 것으로 시작합니다. 수련 일수와 체력 상태에 따라 자세의 수가 늘어나는 방식이므로 처음부터 무리하지 말고 시작하시기 바랍니다. 또한 각 단계별 자세 구성은 몇 가지 수준별 자세로 구분하였으니, 각 개인의 체력과 유연성에 맞게 시작해보면 좋을 것입니다.

첫 번째 자세연결 시스템은 몸의 경직이 심한 경우 6개월 이상 꾸준하게 실시하는 것이 좋습니다. 체력과 유연성이 어느 정도 되는 사람이라면 바로 두 번째나 세 번째 레벨로 넘어가도 무방합니다. 어느 정도의 효과를 느껴보고 싶다면 한 레벨을 최소한 3개월 이상은 수련해 보시길 권합니다. 자신에게 맞는 레벨의 자세들을 숙지하여 스스로 몸을 이완시키고 단련하며, 평생 내 몸을 관리할 수 있는 능력을 배양하는 것이 중요합니다. 레벨에 따른 기간은 스스로의 체력 상태를 고려해 자기 자신이 판단하여 활용하면 됩니다. 여기에 소개된 내용만으로도 충분하다는 생각이면 상관없지만, 요가에 관심이 더 생긴다면 자신의 직감과 조절능력을 키워가면서 더 강하고 체계적인 요가 스타일에 도전해보는 것도 좋습니다.

이 책에는 비틀기나 몸을 들어 던지는 것과 같은 멋진 자세는 없지만, 몸을 천천히
유연하고 강하게 만들어 언젠가는 그런 자세를 할 수 있도록 만들어 주는 핵심적인
수련입니다. 사람들은 특정 자세를 잘하기 위해서는 바로 그 자세를 많이 연습해야
한다고 생각합니다. 물론 틀린 생각은 아니지만, 그리 효율적인 생각은 아닙니다.
특정한 자세가 안 되는 원인은, 단순하게 숙련도의 문제가 아닌 인체의 다른 부분에
있을 수 있기 때문입니다. 원인은 심리적인 제약일 수도 있고, 몸의 다른 부분이
병증이나 불편함으로 경직되었기 때문일 수도 있습니다. 무리하게 안 되는 자세를
반복하기보다는, 원인을 찾고 전체적으로 몸의 기능을 개선하는 것이 훨씬 더 빠르고
안전하게 가는 방법입니다. 다음에 소개하는 자세들을 통해 그 가능성을 시험해보시기
바랍니다.

Spine sequence Basic Level 1

첫 번째 자세연결 시스템

첫 번째 레벨은 '서서 하는 자세'와 '누워서 하는 자세'로 간결하게 연결된 단계입니다.
몸이 굳어서 요가에 엄두가 나지 않았던 사람들에게 적합합니다. 전체 수련 시간이
10분도 되지 않는 짧은 체계지만, 자세가 익숙해져 힘을 잘 빼고 호흡이 원활하게 되면,
이 레벨만으로도 유연성을 증가시키고 체력을 높일 수 있습니다.

서서 하는 자세는 하체에 힘을 기르는 동시에 체중이 실린 상태에서 근육을 늘이기
때문에, 다리 근육을 강하게 하고 이완과 단련을 동시에 적용할 수 있는 효율성
높은 방법입니다. 같은 동작을 2세트 이상 반복하면 다리와 골반을 정렬하는 데
도움이 됩니다. 무리가 될 수도 있으니 본인의 체력 상태를 관찰하면서, 힘들지 않은
정도까지(설렁설렁) 조절해야 몸이 더 빨리 좋아집니다.

치유엔 요가, 요가엔 호흡 _자세만으론 치유되지 않는 우리 몸의 비밀

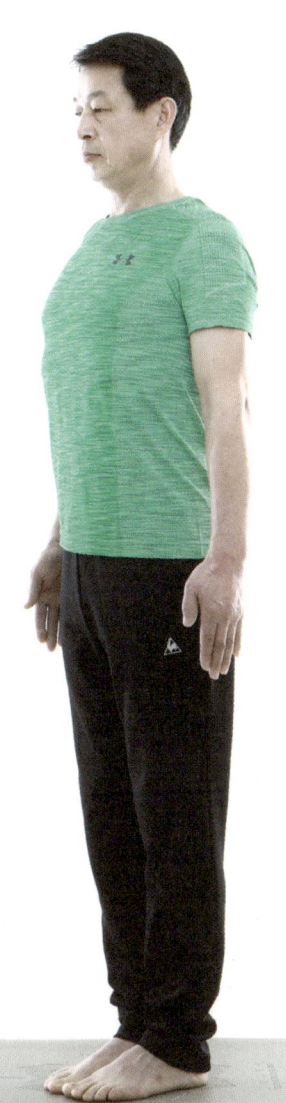

서서 하는 자세

골반과 척추를 정렬하는 바르게 서기
- 사마스티티(Samasthiti)

① 두발을 모아 발끝을 수평으로 하여 앞·뒤꿈치를 붙이고 섭니다.
② 허벅지를 가볍게 조이고 등을 세웁니다. 등 아래쪽을 대각선 위쪽으로 밀어 올려 가슴을 펴줍니다.
③ 고개가 들리지 않게 턱을 가볍게 당겨줍니다. 시선은 코끝을 통해 대각선 아래쪽을 봅니다.
④ 손가락은 가지런히 붙여 양쪽 허벅지 옆에 내립니다.
⑤ 발에 힘을 빼고 허벅지와 등 아래쪽에만 가볍게 힘을 넣어 자세를 유지하며 확장호흡을 5회 정도 실시합니다.

유의사항

반듯하게 서는 자세는 생각보다 쉽지 않습니다. 특히 X나 O각처럼 무릎의 각도에 변형이 생긴 사람은 할 수 있는 범위 내에서 무릎 사이나 발 사이 간격을 최대한 좁혀 붙이고 서야 합니다.

대부분의 사람들은 등이 약간 굽어 있기 때문에 등을 펴게 되면 흔히 고개가 위로 들리는 경향이 있습니다. **등하부에 힘을 주며 복부를 당겨 버티면서 뒷목에 힘을 빼고 자연스럽게 턱을 당기는 노력을 해야 합니다.** 생각만큼 쉽지 않은 자세이지만, 생각보다 훨씬 큰 효과가 있는 자세입니다.

다리와 중심근육을 굳건하게 하는 삼각자세
- 우티타 트리코나아사나

(Utthita Trikonasana)

① 사마스티티 자세에서 양손은 골반에 얹고 양발을 골반 너비 두 배 정도 좌우로 벌려줍니다.

② 왼발은 뒤꿈치를 축으로 하여 발끝을 바깥쪽으로 90도 돌려 발 안쪽이 수평이 되도록 하고, 오른발은 안으로 15도정도 돌려 안쪽으로 사선이 되도록 합니다.

③ 오른쪽 골반을 오른쪽으로 약간 빼서 왼쪽 다리 근육에 힘이 실리도록 하고, 상체를 왼쪽으로 살짝 기울이며 왼손을 허벅지 위에 올립니다. (초보자는 이 자세에서 고개를 위로 돌리고 확장호흡을 5회 정도 실시한 후 반대쪽으로 넘어갑니다.)

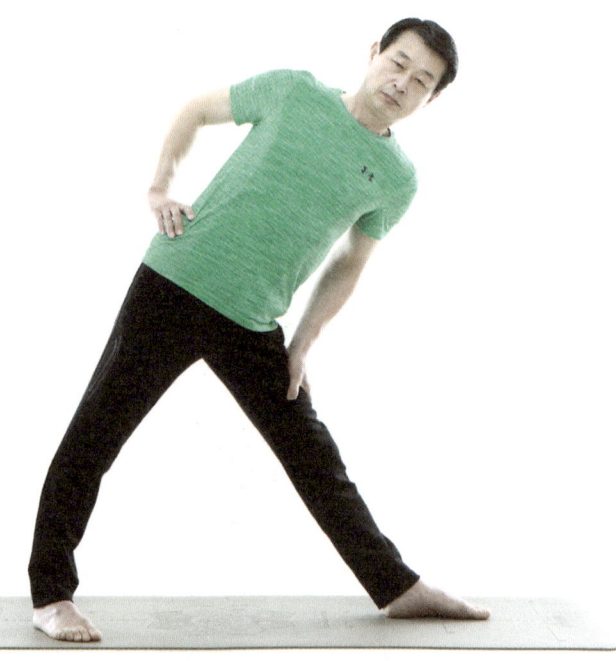

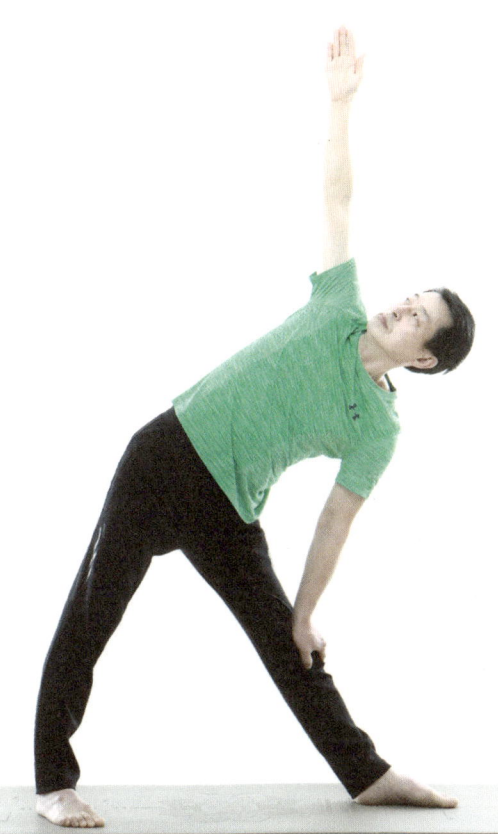

④ 상체를 약간 더 왼쪽으로 기울여 왼손을 왼쪽 무릎 위에 올리고, 오른손은 위를 향해 쭉 펴 올립니다. 중심을 잡으며 고개를 위로 돌려 오른손 엄지를 봅니다. (유연성이 되더라도 한 자세를 3개월 이상 해보지 않은 사람은 이 자세를 충분히 연습하시기 바랍니다.)

⑤ 자세를 유지하며 호흡을 5회 정도 실시합니다.

⑥ 천천히 상체를 일으켜, 같은 방법으로 반대쪽도 실시합니다. 모든 자세를 마치면 다시 사마스티티 자세로 돌아갑니다.

유의사항

요가 유파마다 삼각자세의 다리 간격과 손의 위치를 약간씩 달리하는 경향이 있지만, 척추와 골반을 잡고 있는 근육을 제대로 강화시키려면 다리의 간격이 너무 넓은 것보다는 골반 너비 두 배 정도의 좁은 위치를 추천합니다. 버티는 시간도 너무 긴 것보다는 자신의 체력 상태에 맞추는 것이 좋으며, 개인적으로는 호흡을 다섯 번 하는 정도로 버티는 것이 적당하다고 봅니다.

강해지는 치유요가!

초심자는 호흡의 길이가 짧기 때문에 금세 5회가 지나갈 것이고, 숙련자는 한 번 숨 쉬는 길이가 더 길기 때문에 초심자와 같은 5회라 해도 시간상으로는 훨씬 더 오래 버틸 수 있습니다. 삼각자세는 다리 안쪽과 아래에서 골반을 지나 척추중심으로 연결되는 근육들을 단련하는 것이 목적이기 때문에 무릎을 굽히지 않아야 하며, 다리에 느껴지는 자극이 적당하도록 상체의 기울기로 조절합니다.

또한 상체가 몸 앞으로 나가게 되면, 다리로 가야할 자극이 엉덩이 쪽으로 옮겨 가기 때문에 제대로 된 효과를 얻을 수 없으므로, 상체를 기울일 때는 다리와 수직이 되도록 주의해야 합니다. 상체를 일으킬 때는 무릎 뒤쪽과 허벅지에 과한 힘이 실리지 않도록 무릎을 구부려도 무방합니다. 발의 위치는 기울이지 않는 쪽 다리가 기울이는 쪽 발보다 뒤로 가지 않도록 앞으로 약간 빼서 자세를 잡아야 하며, 기울이는 쪽의 손은 점점 힘을 빼서 다리 힘으로 버티도록 노력해보세요.

척추의 순환을 돕는 측면 늘이기 자세
- 우티타 파르스바코나아사나
(Utthita Parsvakonasana)

① 사마스티티 자세에서 양발을 어깨 너비 두 배 정도 좌우로 벌려줍니다.
② 왼쪽 발은 뒤꿈치를 축으로 발끝을 바깥쪽으로 90도 돌려 발 안쪽이 수평이

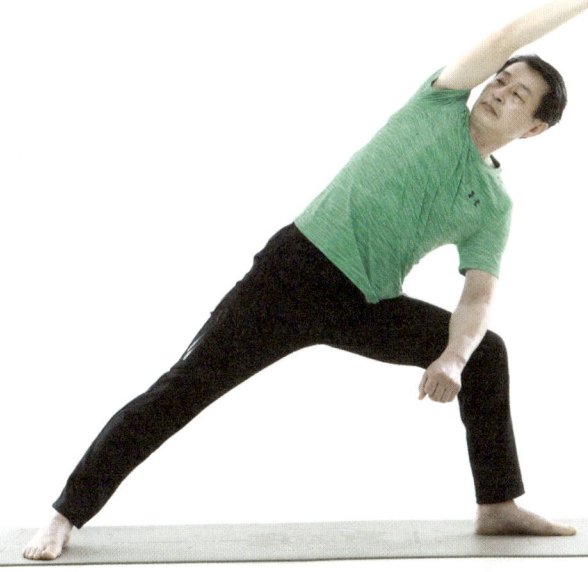

되도록 하고, 오른발은 그대로 수직을 유지합니다.

③ 왼쪽 무릎을 살짝 구부리고 왼손을 허벅지 위에 대며 오른팔을 위로 들어 올려 얼굴 옆에 붙여 사선이 되게 합니다. 고개를 위로 돌려 시선은 위를 봅니다. (초보자는 이 자세에서 확장호흡을 5회 실시하고 반대쪽으로 넘어갑니다.)

④ 무릎을 조금 더 구부려 왼쪽 팔꿈치를 허벅지 위에 올립니다.

⑤ 자세를 유지하며 확장호흡을 5회 실시합니다.

⑥ 반대쪽도 같은 방법으로 실시합니다.

유의사항

이 자세는 하체의 힘을 기르면서 척추 전체의 근육을 늘여 순환을 만들어낼 수 있는 자세입니다. 하지만 **팔이 잘 올라가지 않을 경우에는 팔을 올릴 수 있는 만큼 올리고 옆구리와 갈비뼈 주변의 측면 근육을 늘일 수 있도록** 자세를 잡습니다. 그러면서 서서히 팔을 펴서 얼굴에 붙일 수 있도록 하다보면 어깨와 등의 긴장이 풀려 어느새 팔을 자유롭게 움직일 수 있게 될 것입니다. 또 하나의 주의사항은 무릎을 구부렸을 때 무릎이 발목보다 앞으로 나가지 않도록 하는 것입니다. 무릎이 발목보다 더 구부러지게 되면 허벅지 근육에 과한 부하가 걸리게 되어 무릎 쪽에 통증이 발생할 수 있습니다. 팔꿈치를 허벅지에 대거나 손이 바닥에 닿을 정도로 상체를 기울이다 보면, 보폭의 한계 때문에 무릎이 더 많이 구부러질 수밖에 없습니다. 그럴 때는 뒤쪽의 편 다리를 더 벌려 보폭을 확장하여 무릎의 각도를 적당한 각도로 맞춥니다.

서서 하는 자세 순서

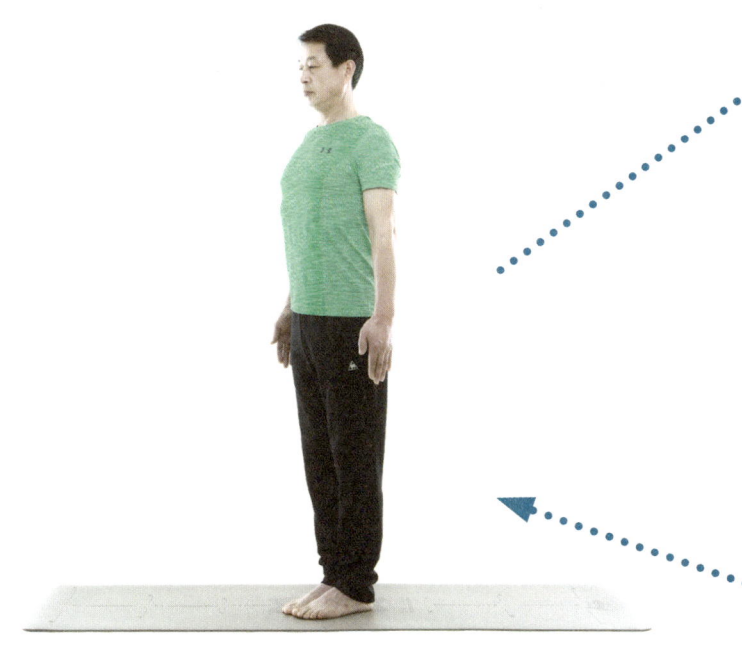

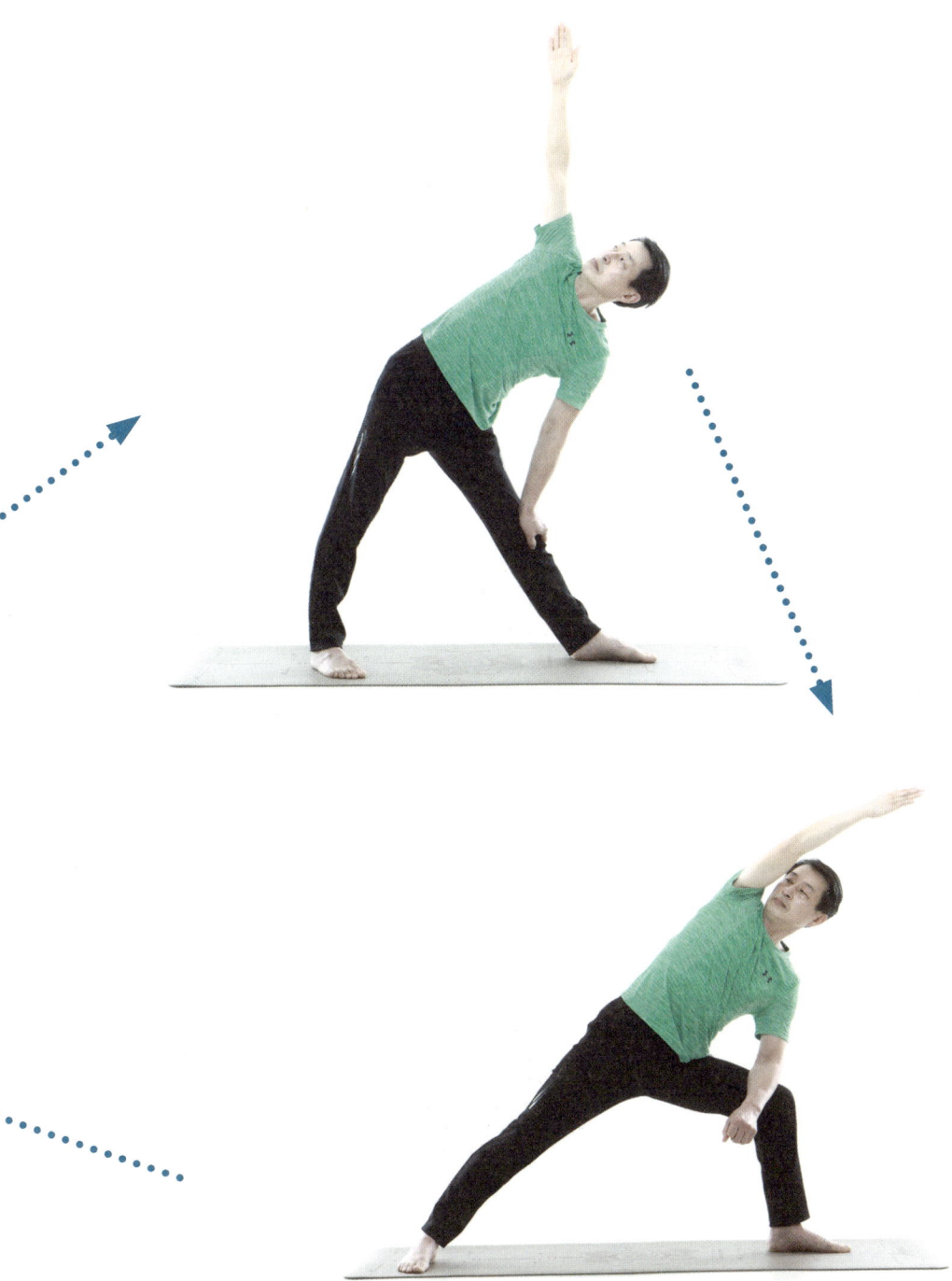

강해지는 치유요가!

누워서 하는 자세

목과 등을 시원하게 하는 뒷목 늘이기
- 숩타 그리바 산찰라나
(Supta Greeva Sanchalana)

① 바닥에 누워 무릎을 세우고, 양발을 골반 너비 정도로 벌려줍니다.
② 양손은 깍지를 껴서 머리 뒷부분에 댑니다.
③ 목과 복부에 힘을 빼고, 팔 힘만으로 뒷목을 늘이며 머리를 복부 쪽으로 당겨줍니다.
④ 자세를 유지하며, 확장호흡을 5회 실시합니다.
⑤ 자세를 풀고 누운 상태로, 잠시 온몸을 이완합니다.

유의사항

몸풀기 때와 같은 방법으로 실시합니다.

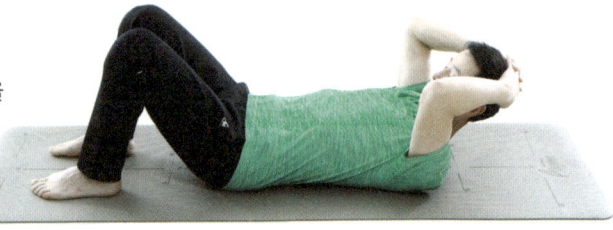

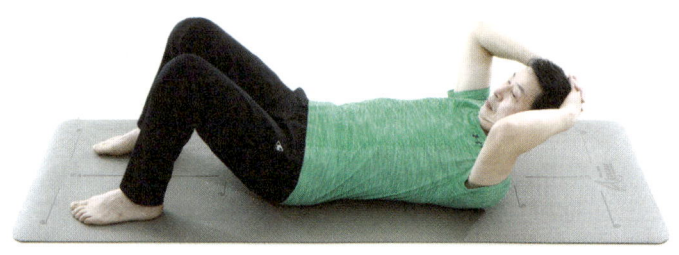

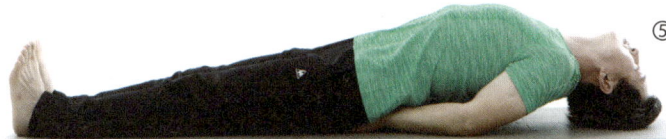

등과 목을 풀어 머리까지 시원하게 하는
물고기 자세
- 마쓰야아사나 (Matsyasana)

① 무릎을 세우고 누운 상태에서, 엉덩이를 살짝 들어 올려 양손이 겹치지 않게 하여 엉덩이 밑에 넣습니다.
② 다리를 펴서 붙여주고 발끝을 몸 쪽으로 당기며 항문 쪽 괄약근을 가볍게 조여줍니다.
③ 팔꿈치로 바닥을 밀며 등을 위로 밀어 올려, 정수리를 바닥에 댑니다.
④ 가능한 범위에서 정수리를 허리 쪽으로 더 당겨줍니다. 자세를 유지하며, 확장호흡을 5회 실시합니다.
⑤ 자세를 풀고 잠시 몸을 이완합니다.

유의사항

본인이 느끼지 못하더라도 중심근육이 약하거나 너무 경직되어 있는 사람은 가끔 **어지러움이나 매스꺼움이 일어나는 경우**가 있습니다. 이때는 좌우 구르기와 같은 자세로 대체하거나, 얇은 베개를 등하부에 받쳐 낮은 높이부터 적응하여 점차 등을 뒤로 휘게 하세요. 처음에는 팔과 어깨 등의 힘으로 하더라도 점차 목과 등의 힘으로 할 수 있도록 팔에 힘을 빼세요.

강해지는 치유요가!

온몸을 쉬게 하는 의식적인 이완자세

- 사바아사나 (Savasana)

① 팔·다리를 편안하게 사선으로 벌려 늘어뜨립니다.

② 머리에서 발끝까지 의식적으로 몸의 힘을 빼서 편안하게 이완합니다.

③ 편안하고 자연스럽게 호흡하면서 힘이 빠지지 않는 부위가 있다면 반복해서 이완하도록 합니다.

유의사항

사바(Sava)는 죽음을 의미하는 단어입니다. 삶에서 느꼈던 모든 생각과 감정을 내려놓고, 마치 죽음을 맞이하는 것처럼 누워 몸과 정신에 휴식을 주는 자세입니다. **우리는 피로가 잘 풀리지 않는 이유를 몸에서만 찾는 경향이 있습니다. 실제로 몸은 심리적 또는 정신적 문제 때문에 스스로 긴장을 만들어내는 경우가 더 많습니다.** 자신의 심리상태를 이해하고 긴장된 몸을 의식적으로 풀어주어야만 제대로 휴식을 취할 수 있습니다. 이때 필요한 자세가 사바아사나입니다. 편안하게 누워서 천천히 몸의 각 부위에 느낌이 느껴지도록 의식을 집중해보고, 힘을 빼서 이완해봅시다. **힘이 잘 안 빠질 때는 힘이 빠지지 않는 부위에 그저 의식을 집중하기만 해보세요.** 의식을 집중하거나 느낌을 자각하는 것만으로도 서서히 이완이 되니 걱정하지 않아도 됩니다.

치유엔 요가, 요가엔 호흡 _자세만으론 치유되지 않는 우리 몸의 비밀

누워서 하는 자세 순서

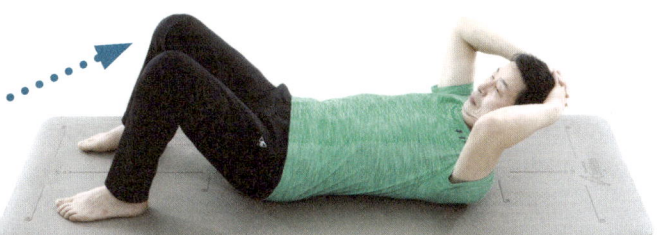

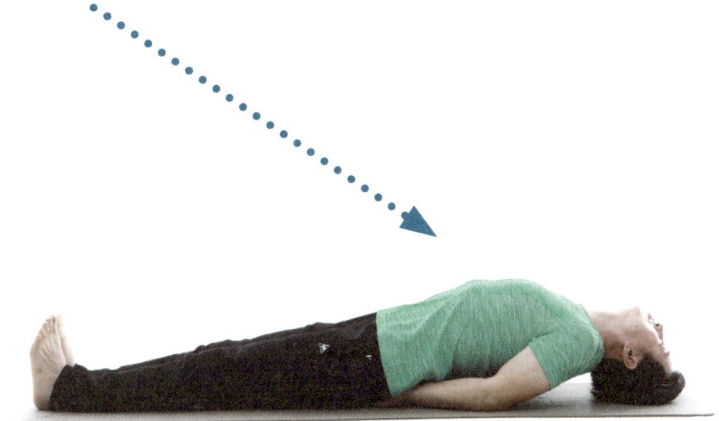

강해지는 치유요가!

Spine sequence Basic Level 2

두 번째 자세연결 시스템

두 번째 레벨은 **통증이나 불편함이 없는 사람들이 몸을 관리하기 위한 최소한의 자세**로 구성되어 있습니다. 유연성이 되더라도 버티는 힘이 약한 사람들에게는 몇 가지 자세가 추가되는 것만으로도 자극이 강하게 느껴질 수 있습니다. 수련 시간도 15~20분 정도로 늘어나기 때문에 체력적으로 부담이 될 수 있습니다. 수련 시간 동안 별다른 느낌이 없다고 해도 **무리하면 안 됩니다.** 몸풀기에서 사용했던 같은 자세가 추가되었다고 해서 **건너뛰지 말고, 반복적으로** 수련해보세요.

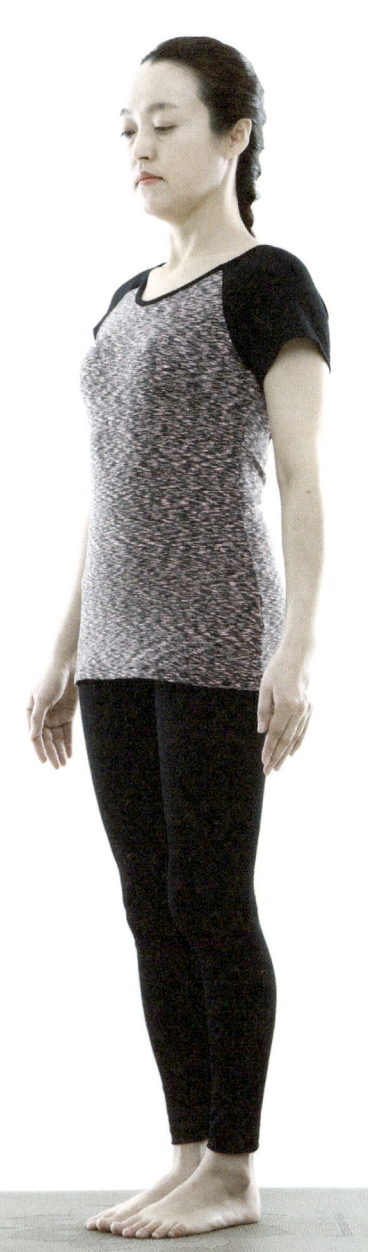

서서 하는 자세

전신 골격을 반듯하게 만드는 고요하게 서기
- 사마스티티 (Samasthiti)

① 두발을 모아 발끝이 수평이 되도록 하여 앞·뒤꿈치를 붙이고 섭니다.
② 허벅지를 가볍게 조이고 등을 펴며, 등 아래쪽을 대각선 위쪽으로 밀어 올려 가슴을 펴줍니다.
③ 고개가 들리지 않도록 하여 턱을 가볍게 당겨주어, 시선은 코끝을 통해 대각선 아래쪽을 봅니다.
④ 양손가락은 가지런히 붙여 양쪽 허벅지 옆에 내립니다.
⑤ 발에는 힘을 빼고 허벅지와 등 아래쪽에만 가볍게 힘을 넣어 자세를 유지하며 확장호흡을 5회 정도 실시합니다.

유의사항

첫 번째 레벨에서 해보셨죠?

하체를 교정하고 허리 통증을 예방하는
삼각자세 - 우티타 트리코나아사나
(Utthita Trikonasana)

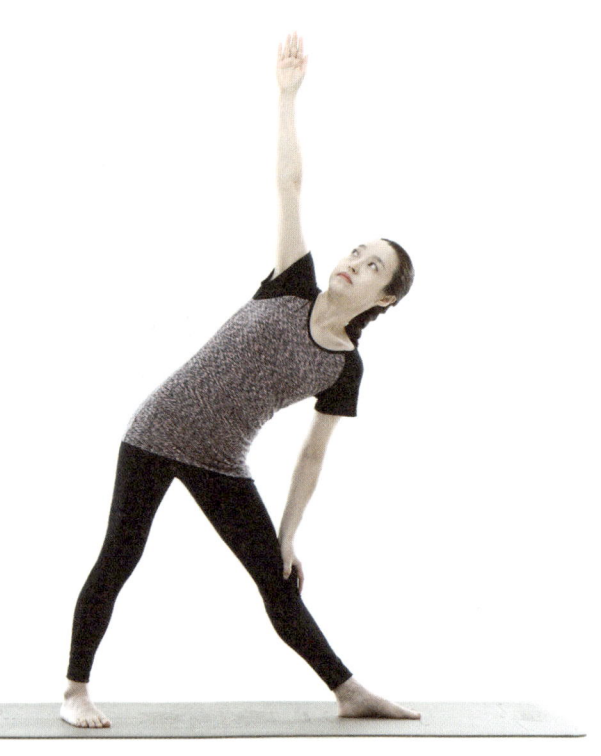

① 사마스티티 자세에서 양손은 골반에 얹고 양발을 골반 너비 두 배 정도 좌우로 벌려줍니다.

② 왼발은 뒤꿈치를 축으로 발끝을 바깥쪽으로 90도 돌려 발 안쪽이 수평이 되도록 하고, 오른발은 안으로 15도 정도 돌려 안쪽으로 사선이 되게 만듭니다.

③ 오른쪽 골반을 오른쪽으로 약간 빼서 왼쪽 다리 근육에 힘이 실리도록 하고, 상체를 왼쪽으로 살짝 기울이며 왼손을 허벅지 위에 올립니다.

④ 상체를 약간 더 왼쪽으로 기울여 왼손을 왼쪽 무릎 위에 올리고, 오른손은 위를 향해 쭉 펴 올립니다. 중심을 잡으며 고개를 위로 돌려 오른손 엄지를 봅니다. (자세가 아직 숙련되었다는 느낌이 덜 든다면 이 자세에서 확장호흡을 5회 정도 실시하고 반대쪽으로 넘어갑니다.)

⑤ 조금 더 숙련되어 자극이 약하게 느껴진다면 상체를 더 아래로 숙여 발목을 잡고 확장호흡을 5회 정도 실시합니다.

⑥ 천천히 상체를 일으켜, 같은 방법으로 반대쪽도 실시합니다. 모든 자세를 마치면 다시 사마스티티 자세로 돌아갑니다.

유의사항

기울이는 쪽 다리의 자극이 약하다고 하여 발목을 잡는 경우가 많습니다. 버티는 근육에는 통증 감각을 느끼는 신경이 비교적 덜 들어가 있기 때문에 오랫동안 요가를 지도한 강사들조차도 다리근육의 체력이 얼마나 남아 있는지 감지하지 못해, 곧잘 부상을 당하거나 과긴장 시키는 경우가 종종 있습니다. 자세를 3개월 이상 잡아보지 않았다면 유연성이 되더라도 무릎을 잡고 버티는 것을 추천합니다. 또한 상체를 다리 쪽으로 기울일 때, 보통은 머리가 앞쪽으로 빠지게 되는 경우가 많은데, 그러면 자극을 주려고 하는 근육에 적당한 자극이 가지 않으므로 상체와 머리는 기울인 쪽 다리와 수직이 되도록 주의하시기 바랍니다. 상체를 일으킬 때는 과한 힘이 실리지 않도록 무릎을 구부려도 무방합니다. 발의 위치는 기울이지 않는 다리가 기울이는 쪽 발보다 뒤로 가지 않도록 앞으로 약간 빼서 자세를 잡으며, 기울이는 쪽의 손은 점점 힘을 빼서 다리 힘으로 버티도록 노력해보세요.

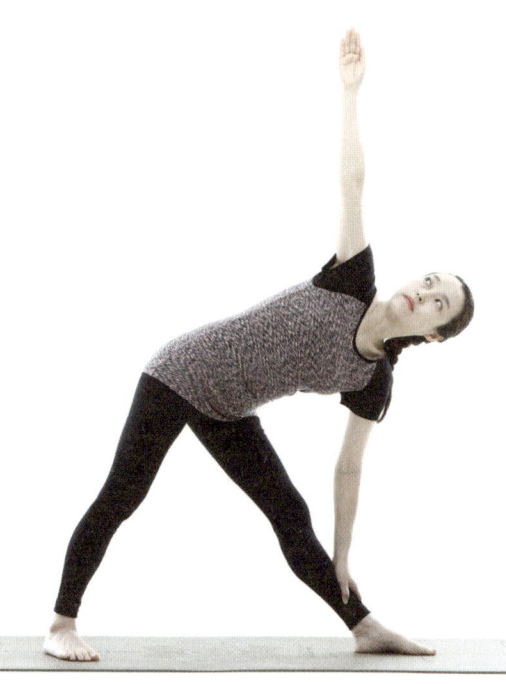

강해지는 치유요가!

어깨와 등을 편안하게 하는 측면 늘이기 자세
- 우티타 파르스바코나아사나
(Utthita Parsvakonasana)

① 사마스티티 자세에서 양발을 어깨 너비 두 배 정도 좌우로 벌려줍니다.
② 왼쪽 발은 뒤꿈치를 축으로 발끝을 바깥쪽으로 90도 돌려 발 안쪽이 수평이 되도록 하고, 오른발은 그대로 수직을 유지합니다.
③ 왼쪽 무릎을 살짝 구부리고 왼손을 허벅지 위에 대며 오른팔을 위로 들어 올려 얼굴 옆에 붙여 사선이 되도록 합니다. 고개를 위로 돌려 시선은 위를 봅니다.
④ 무릎을 조금 더 구부려 왼쪽 팔꿈치를 허벅지 위에 올립니다. 무릎이 과하게 구부러지면 뒷발을 더 벌려 충분한 너비를 확보합니다.
⑤ 자세를 유지하며 확장호흡을 5회 실시합니다.
⑥ 반대쪽도 같은 방법으로 실시합니다.

유의사항

이 자세는 무릎을 구부린 쪽이 아니라, **무릎을 편 쪽과 늘이는 쪽의 흉곽이 포인트**가 되는 자세입니다. 자세를 완성할 때는 **복부를 당기고 괄약근을 조여** 올리며, 턱은 위쪽에

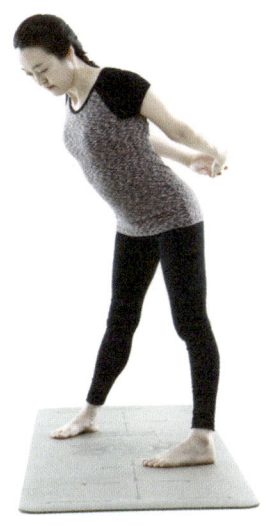

있는 어깨에 닿을 정도로 돌려 **얼굴이 팔에 닿도록 하여 시선은 천장**을 바라봅니다. 자세를 유지하며 자신이 얼마나 깊고 길게 숨 쉴 수 있는지 느껴보세요. 무리되지 않는 범위에서 버티는 시간을 유지하시기 바랍니다.

전신 순환과 체형교정을 위한 다리 벌려 숙이기 자세 - 프라사리타 파도타나아사나
(Prasarita Padottanasana)

① 사마스티티 자세에서 양발을 골반 너비로 벌려줍니다. 발끝을 약간 안쪽으로 돌려 발 안쪽으로 바닥을 눌러줍니다.

② 양손을 몸 뒤로 돌려 깍지를 끼고, 팔을 펴면서 어깨를 뒤로 젖혀줍니다. 턱은 목 쪽으로 당겨줍니다. (몸이 많이 경직된 분들은 이 자세에서 확장호흡을 5회 정도 하면서 몸에 힘을 빼야 합니다.)

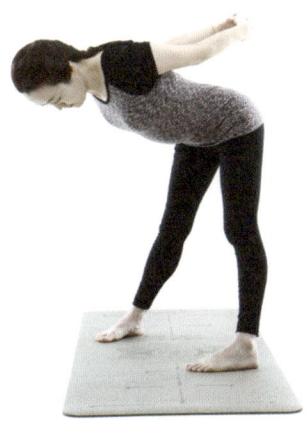

③ 팔을 머리 쪽으로 최대한 올려주고, 복부를 당겨 조인 상태로 상체를 앞으로 90도까지 기울입니다. (버티는 힘이 약한 분들은 이 자세에서 정지하고 확장호흡을 5회 실시합니다.)

④ 상체를 더 숙여 정수리가 바닥을 향하도록 하고 팔은 앞으로 최대한 넘겨줍니다.

⑤ 자세를 유지하며 확장호흡을 5회 실시합니다.

⑥ 호흡을 마치고 자세를 풀 때는 숙련자의 경우 머리부터 차례로 들어 올려줍니다. 자세가 숙련되지 않은 사람들은 깍지를 풀어 골반을 잡고 무릎을 구부려 다리에 오는 자극을 줄인 상태로 머리부터 들어 올려 천천히 상체를 일으켜 줍니다.

⑦ 두발을 모아 사마스티티 자세로 돌아갑니다.

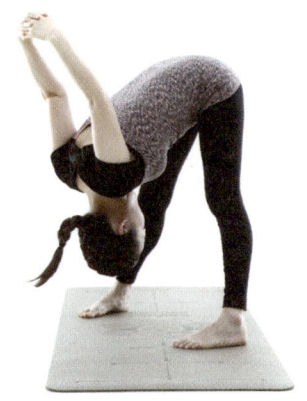

유의사항

양손을 몸 뒤로하여 깍지를 낄 때, 어깨가 경직되어 손바닥이 붙지 않는 경우에는 손가락만 깍지를 끼세요. 손이 잡히지 않을 정도로 경직이 심한 분들은, 벨트와 같은 긴 물건을 잡고 어깨를 최대한 뒤로 벌려 팔을 들어 올린 상태로, 숙이지 않고 호흡합니다. 또한 혈압이 정상수치보다 높을 경우에는 상체를 90도 이하로 숙이지 마시고, 적당히 기울이는 정도로 조절해서 자세를 잡아 호흡에 집중하세요. 증세가 호전되면 그때부터 상체를 숙입니다.

이 자세는 버티는 다리의 힘도 강화시키면서, 척추가 거꾸로 매달리게 하여 척추 주변의 근육을 신장시키는 효과가 있는 자세입니다. 머리 서기와 같은 고난도 자세가 힘든 사람들이 그 대용으로 사용하기도 합니다. 상체를 거꾸로 하면 당연히 머리쪽으로 혈액이 유입되어 뇌에

공급되는 혈류량이 늘어나서, 몸의 과긴장으로 인한 심리적인 질환들을 해결하는 데 도움을 줍니다.

서서 하는 자세 순서

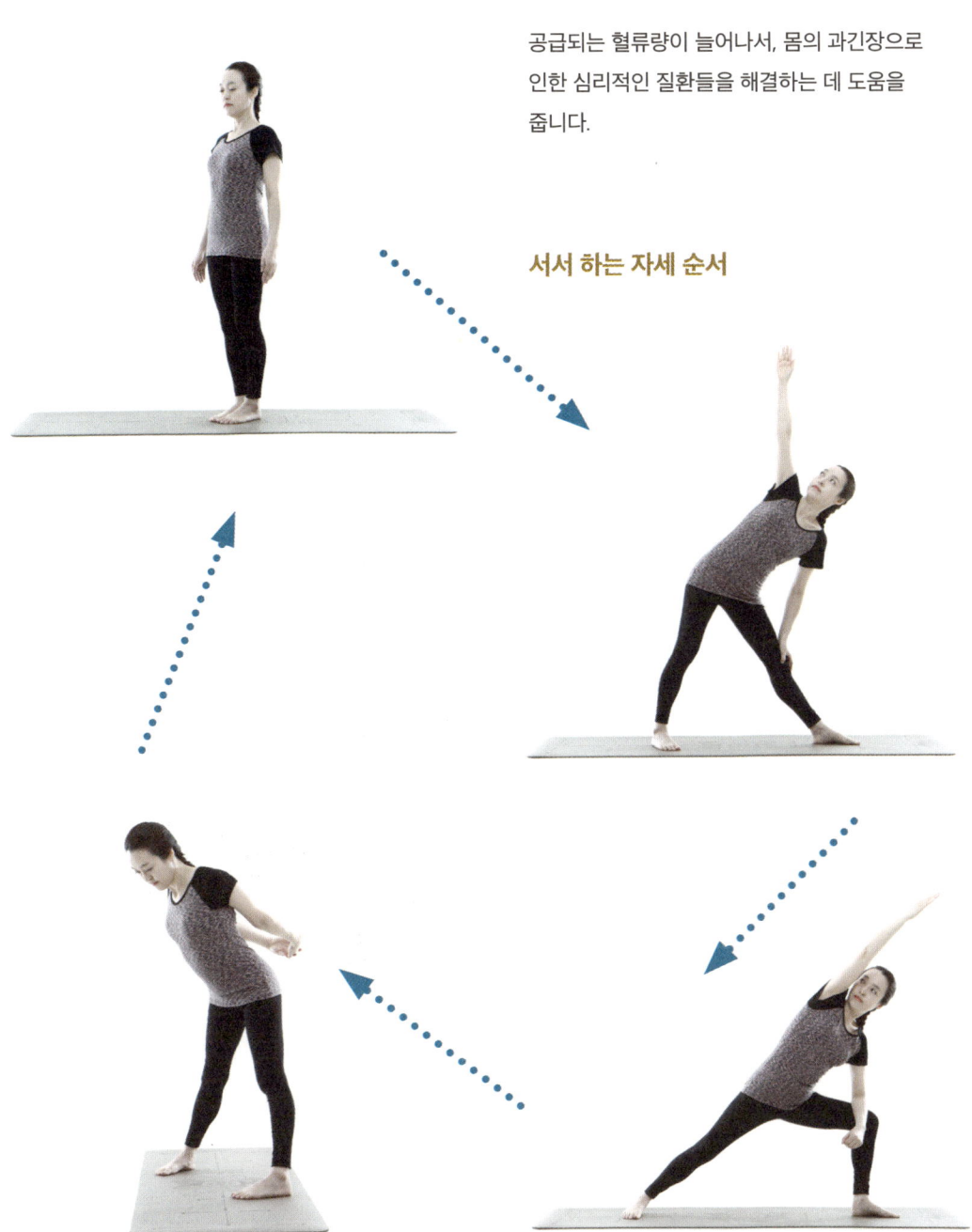

강해지는 치유요가!

앉아서 하는 자세

다리 전체를 편안하게 해주는 코어 이완, 교정 자세 - 자누 시르사아사나 (Janu Sirsasana)

① 한쪽 다리를 접어 허벅지에 붙여줍니다.
   (깔고 앉지 않도록 하세요.)
② 요가 벨트나 끈을 이용해 앞발바닥에 걸어줍니다. (유연한 분들은 그냥 맨손으로 잡아도 됩니다.)
③ 등을 펴고 턱은 당긴 상태로 시선은 발끝을 보며, 상체를 앞으로 살짝 기울여 발끝을 몸 쪽으로 당겨줍니다.
④ 자세를 유지하며 복부를 당겨 올린 상태로, 확장호흡을 5회 정도 길고 천천히 실시하고 마칩니다.
⑤ 발을 바꾸어 반대쪽도 같은 방법으로 실시합니다.

유의사항

앉아서 하는 자세 거의 대부분은, ==등을 펴야 효과==를 볼 수 있는 자세들입니다. 인체는 구조적으로, 앞으로 구부정해지는 자세를 통해 많은 일을 하기 때문에 시간이 갈수록 우리의 몸은 많이 사용하는 앞쪽을 향해 구부러지게 됩니다. 요가에서는 이러한 증상을 역전시키기 위해 뒤로 몸을 젖히는 후굴자세들을 중요하게 생각하는 경향이 있습니다. 더 잘 젖히기 위해 앞으로 숙이는 자세도 점점 더 강하게 하는 것이고요. 앉아서 하는 자세들 대부분은 다리와 골반을 신장시키는 자세이지만, ==효과를 제대로 보기 위해서는 등을 반듯하게 펴야==만 합니다. 여기에 소개하는 자세 역시 마찬가지입니다. '자누 시르사'의 자누(Janu)는 인체 부위 중 무릎을 나타내는 단어이고, 시르사(Sirsa)는 머리를 가리키는 단어입니다. 즉 머리가 무릎에 닿는 자세를 말합니다. 이름에선 빠져 있지만 ==포인트는 바로 등을 편 상태에서 머리가 무릎에 닿아야 한다는 것==입니다. 등을 펴야 다리의 피로를 풀고 하체를 정렬하려는 본래의 목적을 달성할 수 있습니다. 상체를 숙일 때 등 근육이 늘어나면서 다리 근육에 가야 할 자극이 분산되기 때문입니다. 따라서 등을 펴 앞으로 숙여야만 다리근육의 발달에 필요한 자극을 적당히 줄 수 있습니다. 많이 숙여지지 않는다고 걱정하지 마세요. 등이 구부러진 상태로 숙이게 되면 10년이 지나도 그대로겠지만, ==등을 펴서 제대로 자세를 잡으면== 훨씬 적은 기간에 더 유연해질 수 있습니다.

강해지는 치유요가!

허벅지와 발바닥을 편안하게 하는 자세
- 아르다 숩타 비라아사나
(Ardha Supta Virasana)

① 한쪽 다리를 밖으로 하여 뒤로 접고, 반대쪽 다리는 펴서 무릎과 무릎 사이를 최대한 가깝게 합니다. (접힌 발은 엉덩이 밖에 두도록 합니다.)

② 양손을 몸 뒤로 짚으며, 상체를 뒤로 기울여 줍니다. (초보자는 이 자세에서 허벅지 윗부분이 적당히 늘어나도록 팔꿈치를 구부려 조절하며 확장호흡을 5회 실시합니다.)

③ 가능하다면 상체를 뒤로 기울여 팔꿈치를 바닥에 대로 확장호흡을 5회 실시합니다. 이때 머리는 뒤로 넘기거나, 턱을 당기며 앞으로 세워도 무방합니다.

④ 천천히 자세를 풀고, 다리를 바꾸어 같은 방법으로 실시합니다.

유의사항

뒤로 접은 다리의 발등이 바닥에 닿지 않는 사람은, 낮은 베개나 수건을 말아 발목 앞에 받쳐주세요. 이 자세 역시 **너무 장시간 누워 있게 되면, 골반 안쪽의 근육을 과긴장시켜** 통증을 일으킬 수 있습니다. 편하다고 해서 오래 누워 있으면 안 됩니다. 손을 짚고 있더라도 머리의 위치는 개인마다 다르게 할 수 있습니다. 일단은 완전히 눕게 되기 전까지는 **머리를 들어 발끝을 봐야 하고, 목을 젖히는 것이 편한 분들은 뒤로 젖힙니다.** 또한 너무 당긴다고 하여 시도조차 하지 않거나 부상당할까봐 걱정하는 것도 기우입니다. 여기 소개하는 정도의 자세들로는 부상이 일어나지 않으니 걱정하지 않아도 됩니다. 허벅지 앞쪽의 근육들과 정강이 근육들은 다리 뒤나 발바닥에 나타나는 불편한 증상들의 원인이 되는 경우가 많습니다. 특히나 염증으로 치부되는 **발바닥의 통증이나 발가락의 불편한 느낌들은 주근육인 정강이와 종아리 쪽 근육의 과긴장으로 인해 혈관과 신경이 눌리면서 일어나는 경우가** 무척 많습니다. 보통은 당겨서 긴장시켰다가 힘을 빼는 것으로 이완할 뿐 늘여주지 않는 근육들이기 때문에 항상 긴장이 누적될 수밖에 없는 근육입니다. 몸을 제대로 풀어본 적이 없는 남성분들에게는 더 힘든 자세이지만, **몸 뒤쪽의 근육들을 편하게 만들기 위해선 반드시 필요한 자세입니다.** 천천히 힘을 빼면서 하다보면 점점 유연성이 증가하게 될 것이니 걱정하지 말고, 할 수 있는 만큼부터 시작해보시기 바랍니다.

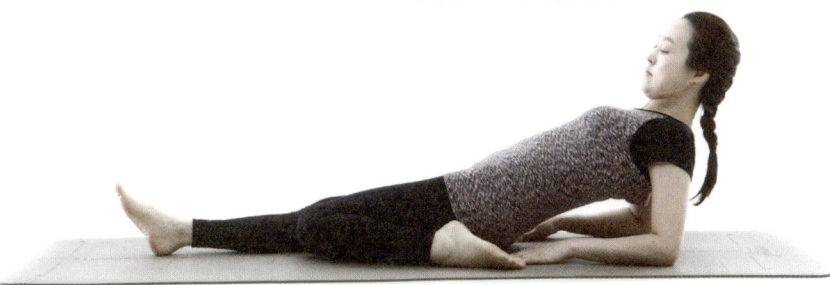

강해지는 치유요가!

누워서 하는 자세

몸에 균형미와 전신순환을 돕는 반아치 자세

- 드위빠다 삐탐 (Dwipada Pitham)

① 자리에 누워 무릎을 세우고, 양발을 골반 너비로 벌려 최대한 골반쪽으로 당겨줍니다.

② 양손으로 바닥을 밀며, 등과 허리, 엉덩이 다리 뒤쪽의 힘으로 골반을 위로 최대한 들어 올려줍니다.

③ 양손을 등 뒤로 넣어 깍지를 낍니다.
(경직도가 높아 깍지가 끼워지지 않는 사람은 양손으로 바닥을 눌러 주며, 확장호흡을 5회 합니다.)

④ 자세를 유지하며, 확장호흡을 5회 합니다.

⑤ 호흡이 끝나면, 깍지를 풀고 천천히 골반을 내려 잠시 호흡을 조절하며 근육을 쉬게 합니다.

유의사항

흔히들 간단하게 '반아치 자세'라고 부르는 이 자세의 다른 이름은 깐다라아사나(Kandharasana)입니다. '어깨자세'라는 뜻을 가진 단어인데, 그만큼 어깨와 등을 조여, 가슴앞쪽의 중심근육을 늘여주는 효과가 있기 때문입니다. 이 자세를

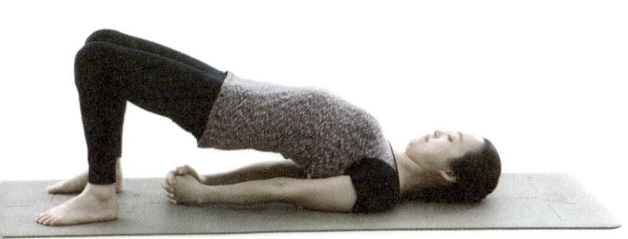

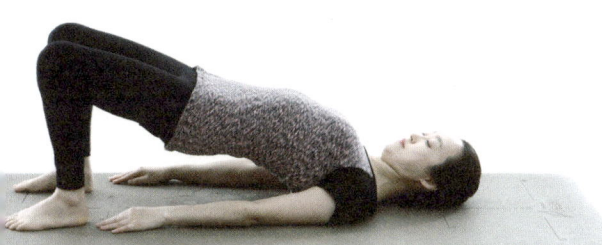

잡을 때는 특히나 어깨를 뒤로 활짝 젖혀서 **팔을 최대한 골반쪽으로 밀어 넣으면서** 자세를 잡는 것이 효과적입니다. 또한 이 자세는 어깨뿐만 아니라, 다리와 골반을 비롯한 허리와 등 근육까지 다양하게 자극하여 강화시킬 수 있고, 난도가 높은 아치 자세에 비해 쉽게 할 수 있기 때문에 **일반 요가 수업에서 선호**되는 편입니다. 등과 엉덩이를 강화시키는 자세들 중에는 엎드려서 하는 자세들이 많은데, 이 자세는 누워서 할 수 있고, 여러 가지 이유로 **등이 구부정하고 움직임이 둔해져 활동량이 줄어드는 임산부들에게도 효과**가 좋습니다. 이 자세는 임신 말기에 거꾸로 선 아이의 머리를 다시 아래로 돌리는 자세로도 유명합니다. 임부의 컨디션이 좋아지고 다양한 자세들을 통해 순환이 잘 되어 나타나는 효과이며, 자세 하나만의 효과로 보기에는 무리가 있습니다. 또 남성들의 **전립선 질환 예방과 치료**에도 효과가 있으며, 정력이 좋아지는 자세로도 알려져 있습니다. 남성뿐만 아니라, 여성들의 경우도 마찬가지이지만 **이 자세의 효과를 제대로 일으키려면 괄약근을 조이는 물라반다가 병행되어야**만 합니다. 또한 반다와 함께 호흡도 효과를 증폭시키는 역할을 하니 반드시 확장호흡을 병행하시기 바랍니다. 좋다고 무리하면, 오히려 반작용으로 불편하게 될 수 있으니 주의하셔야 합니다. 발 사이 간격이 너무 넓거나 좁지 않게, 골반 너비 정도가 유지되도록 하고, **엉덩이를 들어 올렸을 때 무릎 사이가 벌어지지 않아야** 중심근육까지 자극을 제대로 전달할 수 있습니다.

강해지는 치유요가!

목과 머리를 상쾌하게 만드는 뒷목 늘이기

- 숩타 그리바 산찰라나

(Supta Greeva Sanchalana)

① 바닥에 누워 무릎을 세우고, 양발을 골반 너비 정도로 벌려줍니다.

② 양손은 깍지를 껴서 머리 뒷부분에 댑니다.

③ 목과 복부에 힘을 빼고, 팔 힘만으로 뒷목을 늘이며 머리를 복부 쪽으로 당겨줍니다.

④ 자세를 유지하며, 확장호흡을 5회 실시합니다.

⑤ 자세를 풀고 누운 상태로, 잠시 온몸을 이완합니다.

상체의 순환을 일으키는 물고기 자세

- 마쓰야아사나 (Matsyasana)

① 무릎을 세우고 누운 상태에서, 엉덩이를 살짝 들어 올려 양손이 겹치지 않게 하여 엉덩이 밑에 넣습니다.

② 다리를 펴서 붙여주고 발끝을 몸 쪽으로 당기며 항문 쪽 괄약근을 가볍게 조여줍니다.

③ 팔꿈치로 바닥을 밀며 등을 위로 밀어 올려, 정수리를 바닥에 대도록 합니다.

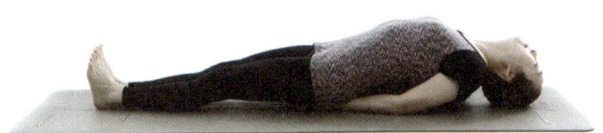

④ 가능한 범위에서 정수리를 허리 쪽으로 더 당겨줍니다. 자세를 유지하며, 확장호흡을 5회 실시합니다.
⑤ 자세를 풀고 잠시 몸을 이완합니다.

유의사항

처음 물고기 자세를 실시할 때는 손을 엉덩이 밑에 손목까지 넣어, 팔과 어깨 및 등의 힘을 이용해 등을 뒤로 휘게 합니다. 시일이 지나 점점 목과 등 근육이 강하고 유연해지면, 손을 엉덩이 밑에 넣지 않고 몸 옆에 두거나 늑골 옆에 붙여서 목과 등힘만으로 상체를 아치 형태로 만들 수 있게 됩니다. 이 정도로 일정시간을 버틸 수 있는 체력이 되면, 몸을 회복하거나 팔과 어깨, 목에 관련된 질환들은 스스로 극복할 수 있는 힘이 생기게 됩니다. 참 어이없는 점은 유연하고 온갖 자세가 다 되는데도 오히려 통증을 스스로 해결 못해 병원 신세를 지는 요가강사들이 있다는

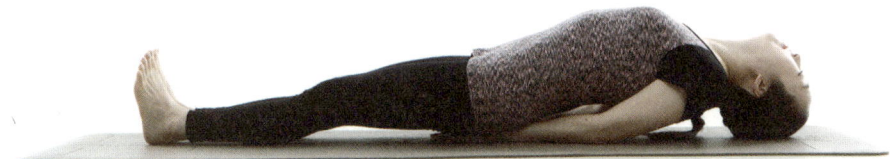

강해지는 치유요가!

사실입니다. 가장 중요한 것, 바로 호흡을 통해 근육을 푸는 방법을 모르기 때문입니다. 자신이 지도하는 요가를 통해 자신의 몸을 치유하지 못한다면, 그런 요가가 무슨 소용이 있을까요? 강사들에게는 쉬워 보이고 단순하게 느껴질 이 자세 하나로도, 호흡을 제대로 하는가 못 하는가에 따라 스스로의 컨디션을 조절할 수 있는지, 없는지 갈리게 됩니다. 이 자세는 흉곽전체를 확장하면서 호흡하기에 더 없이 좋은 자세입니다. 상체 근육에 기인하는 각종 질환들을 해결하는 데 커다란 효과를 가진 자세이기도 합니다.

긴장과 통증을 풀어주는 의식적인 이완자세

- 사바아사나 (Savasana)

① 팔·다리를 사선으로 벌려 늘어뜨립니다.

② 머리에서 발끝까지 의식적으로 몸의 힘을 빼서 편안하게 이완합니다.

③ 편안하고 자연스럽게 호흡하면서 힘이 빠지지 않는 부위가 있다면 반복해서 이완합니다.

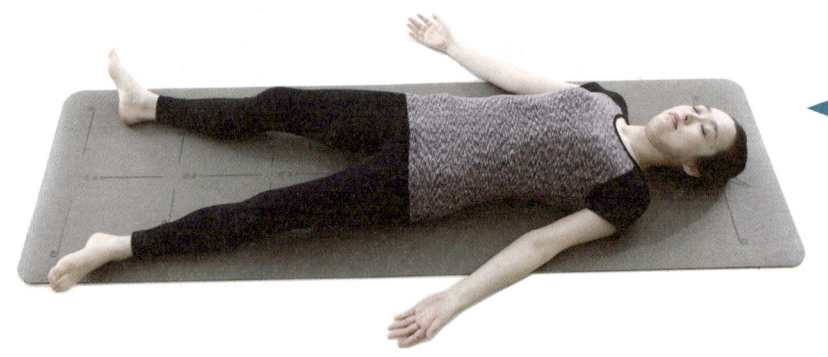

치유엔 요가, 요가엔 호흡 _자세만으로 치유되지 않는 우리 몸의 비밀

누워서 하는 자세 순서

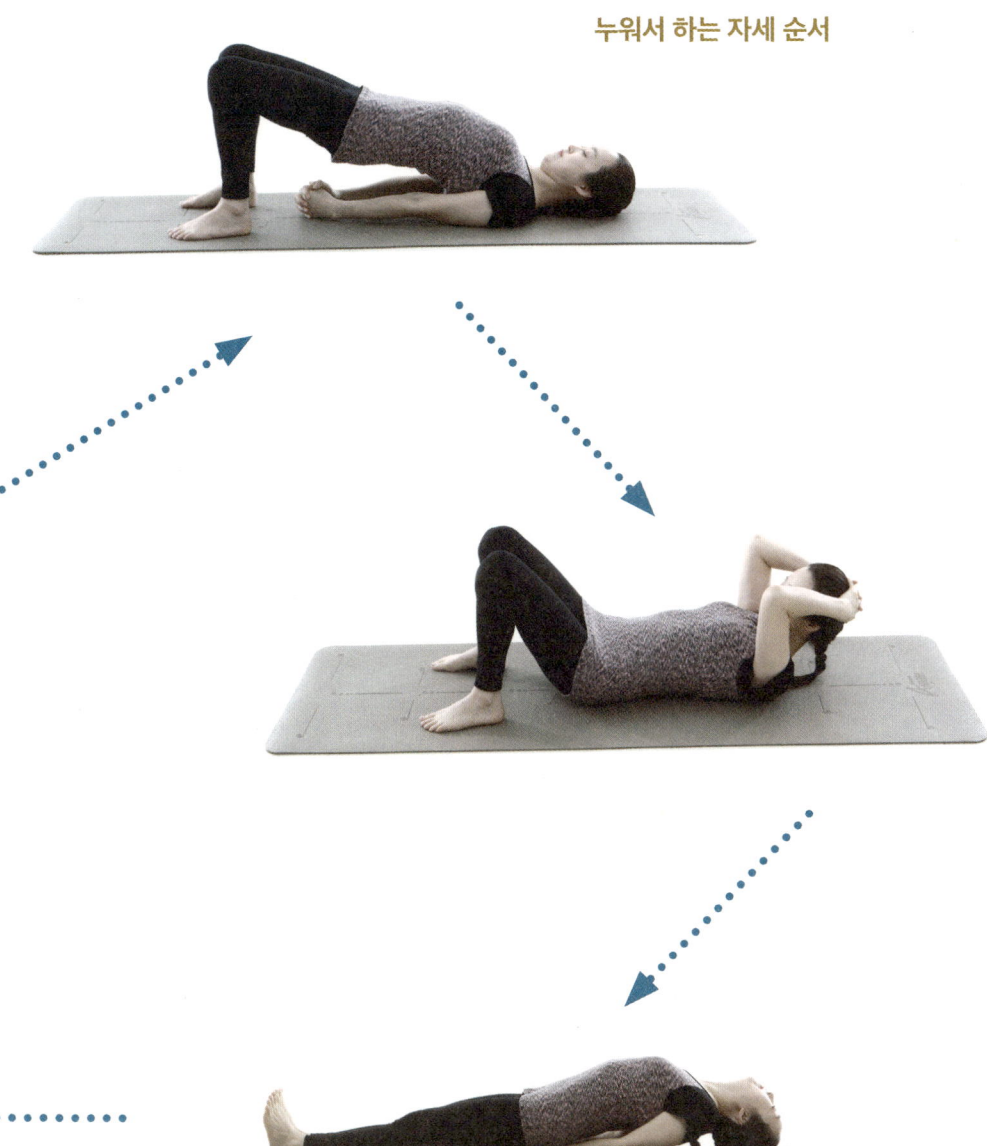

강해지는 치유요가!

Spine sequence Basic Level 3

세 번째 자세연결 시스템

세 번째 레벨부터는 **체력을 본격적으로 강화할 수 있는 힘든 자세** 몇 가지가 포함되어 있습니다. 요가 강사들에게도 반복되는 자세의 연결로 개인 수련을 한다는 것은 쉬운 일이 아닙니다. 하물며 일반인들에게는 체력적으로 많이 부담이 될 수 있으니, **앞의 두 가지 레벨을 6개월 이상 연습하고 시작하는 것이 좋습니다.** 우리 몸에서 유산소성 서근섬유로 구성되어 있는 **코어 근육이자, 골격에 가깝게 분포되어 있는 속근육들은** 위치를 판단하는 신경이 발달해 있습니다. 하지만 통증이나 불편함을 느끼는 신경들은 상대적으로 덜 분포해 있어서 근육이 **피로해지고 체력적으로 힘들어져도 잘 느끼지 못합니다.** 일상생활에서 어떠한 자세이건 한 가지 자세를 유지할 때 긴 시간 가만히 있지도 않았는데 불편함이 있다면, 이미 과긴장의 신호이니 각 레벨의 자세들을 최대한 쉬엄쉬엄 하는 것이 좋습니다.

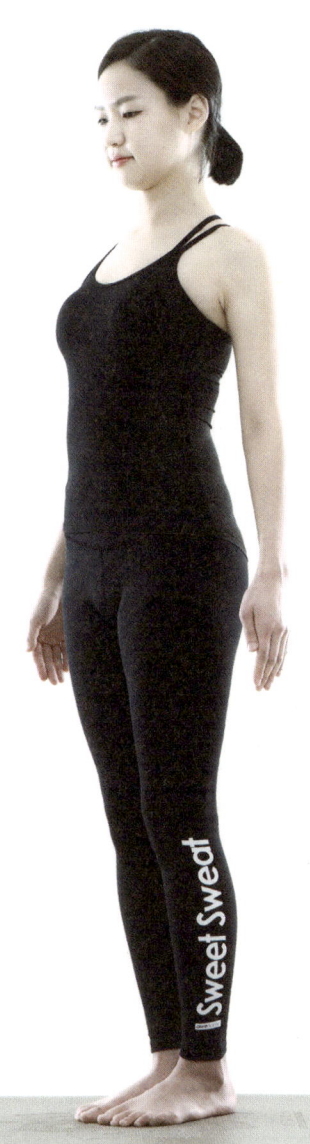

서서 하는 자세

척추를 정렬하는, 서서 하는 명상자세

- 사마스티티 (Samasthiti)

① 두발을 모아 발끝이 수평이 되도록 하여 앞·뒤꿈치를 붙이고 섭니다.

② 허벅지를 가볍게 조이고 등을 펴며, 등 아래쪽을 대각선 위쪽으로 밀어 올려 가슴을 펴줍니다.

③ 고개가 들리지 않도록 하여 턱을 가볍게 당겨주어, 시선은 코끝을 통해 대각선 아래쪽을 봅니다.

④ 양손가락은 가지런히 붙여 양쪽 허벅지 옆에 내립니다.

⑤ 발에는 힘을 빼고 허벅지와 등 아래쪽에만 가볍게 힘을 넣어 자세를 유지하며 확장호흡을 5회 정도 실시합니다.

활력과 정력을 높이는 강하게 서기 자세

- 우카타아사나 (Utkatasana)

① 사마스티티 자세에서 엉덩이를 뒤로 빼며 무릎을 살짝 구부려줍니다.

② 양손으로 무릎을 잡고, 무릎이 앞으로 과하게 나가지 않도록 주의하며 가슴을 펴 정면을 보며 등 근육 하부와 허벅지 안과 밖으로 힘이 실리도록 자세를 조절합니다.

③ 양손을 머리 위로 올려 합장하고, 팔꿈치는 밖으로 구부려줍니다.

④ 자세를 유지하며, 확장호흡을 5회 합니다.

⑤ 천천히 자세를 풀고 사마스티티 자세로 돌아갑니다.

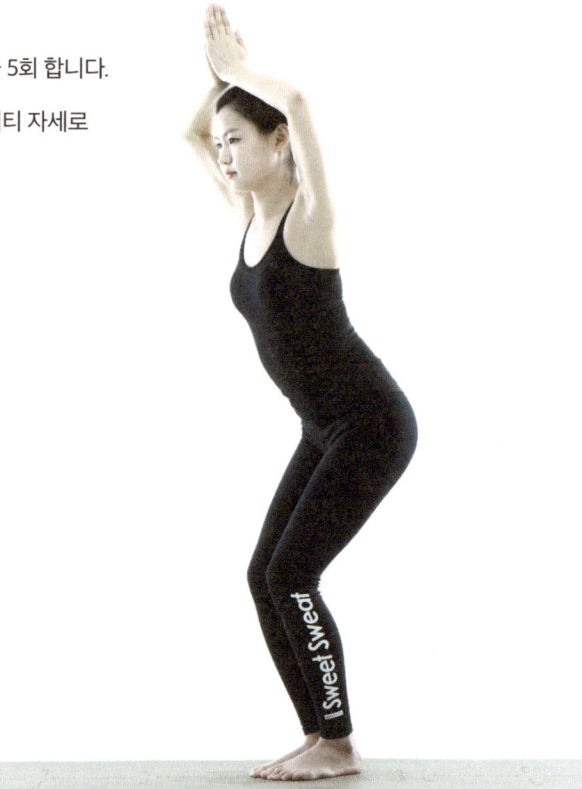

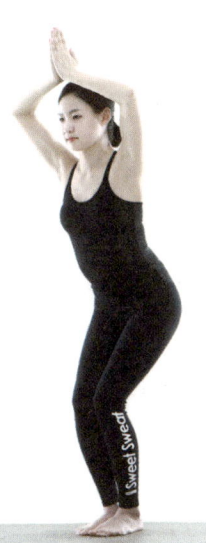

유의사항

이 자세는 등과 하체에 힘을 기르면서, 골격을 반듯하게 유지하도록 도와주는 자세입니다. 무릎이 과하게 앞으로 나아가게 되면, 정작 힘이 느껴져야 할 곳인 등 아래쪽보다 허벅지 앞쪽에만 과하게 힘이 실려, 활력이 생기기도 전에 무릎 통증으로 자세를 포기하게 됩니다. 그럴 땐 무릎은 살짝 구부리더라도 엉덩이를 최대한 뒤로 빼서, 등과 엉덩이, 허벅지에 힘이 실리도록 자세를 잡아보세요. 힘을 기르는 자세들은 그만큼 힘이 드는 자세들입니다. 체력을 기르기 위해서는 몸에 회복할 수 있는 체력이 남아 있어야 하므로 무리하지 않도록 주의하세요.

강해지는 치유요가!

우울증 잡는 서서 숙이기 자세

- 우타나아사나 (Uttanasana)

① 사마스티티 자세에서 양손으로 골반을 잡고, 등을 곧게 편 상태 그대로 상체를 앞으로 45정도 기울입니다. (이때 무릎을 가볍게 구부리도록 합니다.)

② 양손으로 무릎을 짚고, 호흡을 자연스럽게 하면서 날숨을 이용해 상체를 90도까지 기울입니다. 이때 턱을 당겨 목의 힘을 빼야 합니다. (상체가 많이 숙여지지 않는다면 이 자세에서 복부를 더 깊숙이 당겨주면서 척추를 앞으로 늘이는 느낌을 유지하며 확장호흡을 5회 실시하고 마칩니다.)

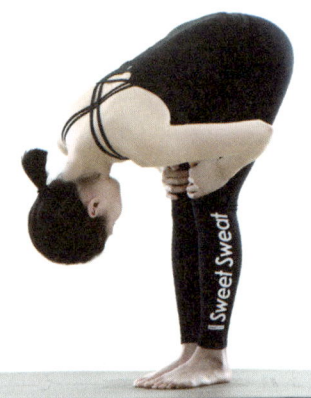

③ 복부와 허벅지부터 닿도록 하여 상체를 더 깊숙이 숙여주고 양손은 발 옆을 짚습니다. (긴장도가 과하지 않다면 무릎을 펴줍니다.)

④ 자세를 유지하며 확장호흡을 5회 실시합니다.

⑤ 자세를 풀 때는 무릎을 살짝 구부려, 양손은 골반을 잡거나 무릎을 짚어 머리부터 들어올려 사마스티티 자세로 돌아갑니다.

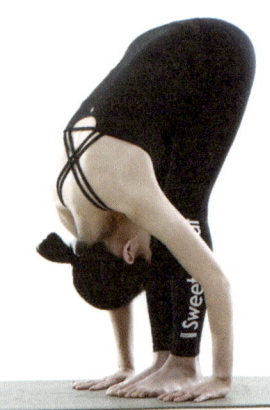

유의사항

유연성이 부족한 사람들은 주로 이 자세를 할 때 등을 구부정하게 하여 머리부터 숙이는 경향이 있습니다. **상체가 많이 숙여지지 않더라도 등을 펴서 내려갈 수 있는 만큼만 상체를 기울여야** 다리 근육을 제대로 사용할 수 있고, 또한 척추 주변의 근육들이 아래로 늘어날 수 있게 됩니다. 이러한 작용이 제대로 일어나면, 전신의 혈액순환은 물론 호르몬의 작용과 뇌의 작용도 안정되어 마음까지 편안해지는 특유의 효과를 100% 볼 수 있습니다. 지금 당장은 상체가 숙여지지 않더라도 점점 발전할 수 있는 방법을 선택하시기 바랍니다. **자세를 유지할 때는 목의 긴장을 풀면서, 복부를 안으로 당겨 올리는 반다를** 통해 척주 전체를 기분 좋게 늘어나도록 만드세요.

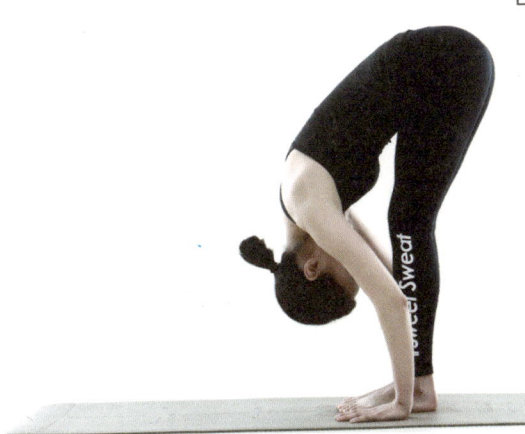

강해지는 치유요가!

하체순환을 도와 편안한 다리를 만드는 자세
- 우티타 트리코나아사나
(Utthita Trikonasana)

① 사마스티티 자세에서 양손은 골반에 얹고 양발을 골반 너비 두 배 정도 좌우로 벌려줍니다.

② 왼발은 뒤꿈치를 축으로 발끝을 바깥쪽으로 90도 돌려 발 안쪽이 수평이 되도록 하고, 오른발은 안으로 15도 정도 돌려 안쪽으로 사선이 되도록 합니다.

③ 오른쪽 골반을 오른쪽으로 약간 빼서 왼쪽 다리 근육에 힘이 실리게 하고, 상체를 왼쪽으로 살짝 기울이며 왼손을 허벅지 위에 올립니다.

④ 상체를 약간 더 왼쪽으로 기울여 왼손을 왼쪽 무릎 위에 올리고, 오른손은 위를 향해 쭉 펴 올립니다. 중심을 잡으며 고개를 위로 돌려 오른손 엄지를 봅니다.

⑤ 상체를 더 아래로 숙여 발목을 잡고 확장호흡을 5회 정도 실시합니다.

⑥ 천천히 상체를 일으켜, 같은 방법으로 반대쪽도 실시합니다. 모든 자세를 마치면 다시 사마스티티 자세로 돌아갑니다.

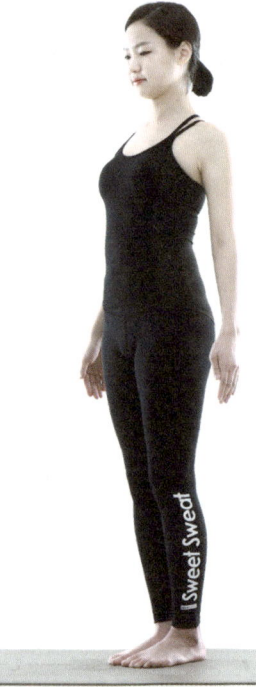

유의사항

자세가 능숙해진다면, 이제 손의 힘을 점점 빼서 <mark>다리의 힘으로 버티도록</mark> 내부적인 힘 조절합니다. 서는 자세에서는 특히나 발의 힘을 빼고, <mark>허벅지의 근육으로</mark> 버티는 것이 중요합니다. 이때 괄약근을 조이는 '물라반다', 복부를 당겨 조이는 '우디야나반다'를 함께 실시해야만 복부 안쪽과 골반을 지나는 중심근육의 긴장을 조절할 수 있습니다. <mark>우선은 외부 자세를 정렬하고 나서 내부 움직임을 연습합니다.</mark> 자세가 숙련되면, 최소한의 근육과 최소한의 힘으로 자세를 유지하여, 힘이 들어가지 않는 근육들은 쉴 수 있게 자세를 조절해봅시다.

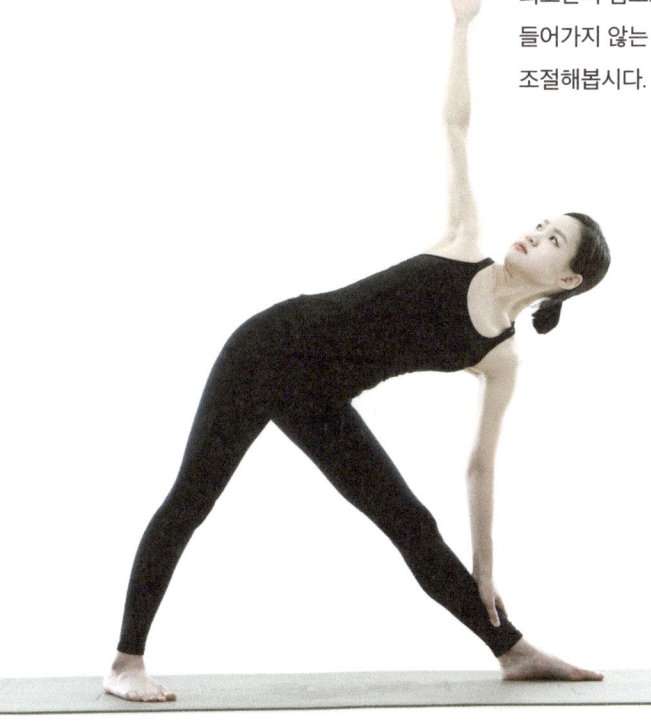

강해지는 치유요가!

상체의 순환을 도와 몸을 편안하게 만드는
자세 - 우티타 파르스바코나아사나
(Utthita Parsvakonasana)

① 사마스티티 자세에서 양발을 어깨 너비 두 배 정도 좌우로 벌려줍니다.

② 왼쪽 발은 뒤꿈치를 축으로 발끝을 바깥쪽으로 90도 돌려 발 안쪽이 수평이 되도록 하고, 오른발은 그대로 수직을 유지합니다.

③ 왼쪽 무릎을 살짝 구부리고 왼손을 허벅지 위에 대며 오른팔을 위로 들어 올려 얼굴 옆에 붙여 사선이 되게 합니다. 고개를 위로 돌려 시선은 위를 봅니다.

④ 무릎을 조금 더 구부려 왼쪽 팔꿈치를 허벅지 위에 올립니다. 무릎이 과하게 구부러지면 뒷발을 더 벌려 충분한 너비를 확보합니다. (무리가 가지 않길 원한다면 이 자세에서 확장호흡을 5회 실시하고 반대쪽으로 넘어갑니다.)

⑤ 상체를 더 기울여 왼손을 왼발 밖에 짚고 자세를 유지하며 확장호흡을 5회 실시합니다.

⑥ 천천히 자세를 풀어, 반대쪽도 같은 방법으로 실시합니다.

유의사항

유연하다고 하더라도 손을 발 옆으로 내리는 자세는 무리가 올 수 있습니다. 되도록이면 **무리되지 않는 자세로 장기간 연습하여 체력을 먼저 높이시기 바랍니다.** 유연성은 체력에 따라 자연스럽게 따라오게 될 것입니다.

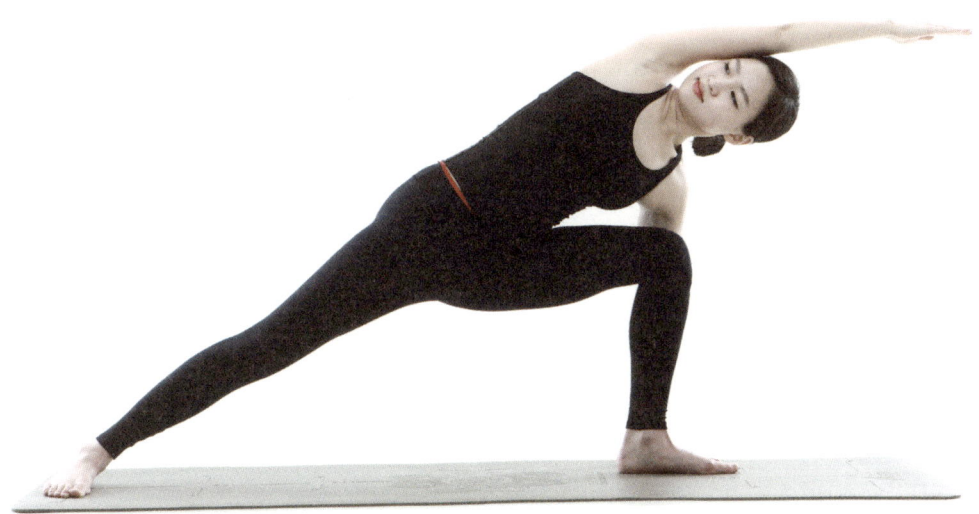

강해지는 치유요가!

사지강화를 통한 활력충전 자세 - 프라사리타 파도타나아사나 (Prasarita Padottanasana)

① 사마스티티 자세에서 양발을 골반 너비로 벌려줍니다. 발끝을 약간 안쪽으로 돌려 발 안쪽으로 바닥을 눌러줍니다.

② 양손을 몸 뒤로 돌려 깍지를 끼고, 팔을 펴면서 어깨를 뒤로 젖혀 줍니다. 턱은 목 쪽으로 당겨줍니다.

③ 팔을 머리 쪽으로 최대한 올려주고, 복부를 당겨 조인 상태로 상체를 앞으로 90도까지 기울입니다. (버티는 힘이 약한 분들은 이 자세에서 정지하고 확장호흡을 5회 실시합니다.)

④ 상체를 더 숙여 정수리가 바닥을 향하도록 하고 팔은 앞으로 최대한 넘겨줍니다.

⑤ 자세를 유지하며 확장호흡을 5회 실시합니다.

⑥ 호흡을 마치고 자세를 풀 때는 숙련자의 경우 머리부터 차례로 들어 올려 줍니다. 자세가 숙련되지 않은 사람들은 깍지를 풀어 골반을 잡고 무릎을 구부려 다리에 오는 자극을 줄인 상태로 머리부터 들어 올려 천천히 상체를 일으켜줍니다.

⑦ 발을 모아 사마스티티 자세로 돌아갑니다.

유의사항

상체를 숙이거나 상체를 일으킬 때, 되도록 무릎을 구부려 다리 뒤쪽의 근육에 과한 자극이 오는 것을 피해야 합니다. 서서 숙이는 자세들은 **복부와 허벅지의 사이를 좁힐수록 척추주변을 늘여주기가 더 쉬워지기 때문에** 무릎을 구부려서라도 복부와 허벅지의 밀착도를 높여주세요.

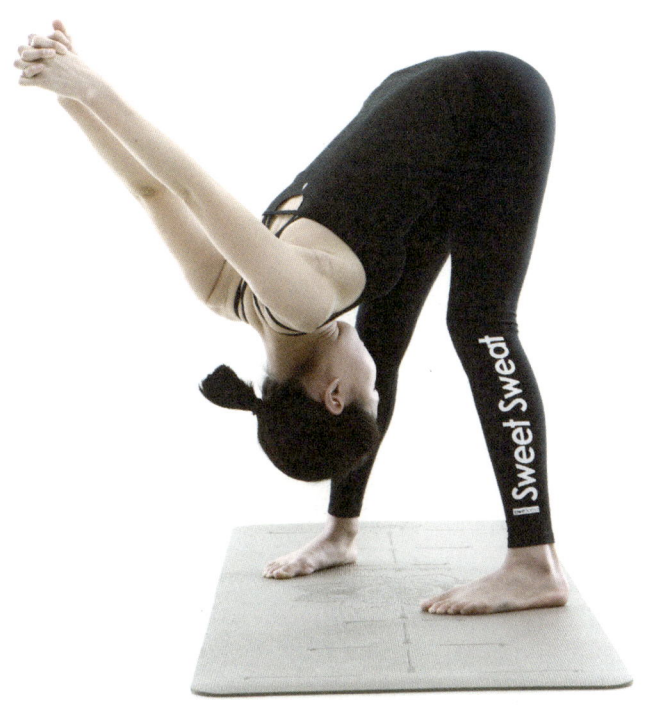

강해지는 치유요가!

하체의 근지구력을 높여주는 강력한 영웅 자세 - 비라바드라아사나 (Virabhadrasana)

① 사마스티티 자세에서 양손으로 골반을 잡고, 양발을 골반 너비 두배로 벌려줍니다.
② 몸을 왼쪽으로 돌리면서 왼발은 뒤꿈치가 축이 되어 왼쪽으로 90도 돌려주고, 오른발은 15도 정도 왼쪽을 향해 돌려줍니다.
③ 정면이 된 왼쪽을 향해 앞무릎을 살짝 구부려 앞굽이 자세가 되도록 합니다. (초보자는 이 자세에서 확장호흡을 3~5회 실시하고 반대쪽으로 넘어갑니다.)
④ 하체를 고정하고, 양손을 머리 위로 올려 합장하며 팔꿈치는 뒤로 벌려줍니다.
⑤ 자세를 유지하며 확장호흡을 3~5회 실시합니다.
⑥ 천천히 무릎을 펴고, 양손은 다시 골반을 잡아 몸을 뒤로 돌려 오른쪽을 정면으로 하여 같은 방법으로 반복합니다.
⑦ 자세를 풀고, 처음의 정면을 보며 사마스티티 자세로 돌아갑니다.

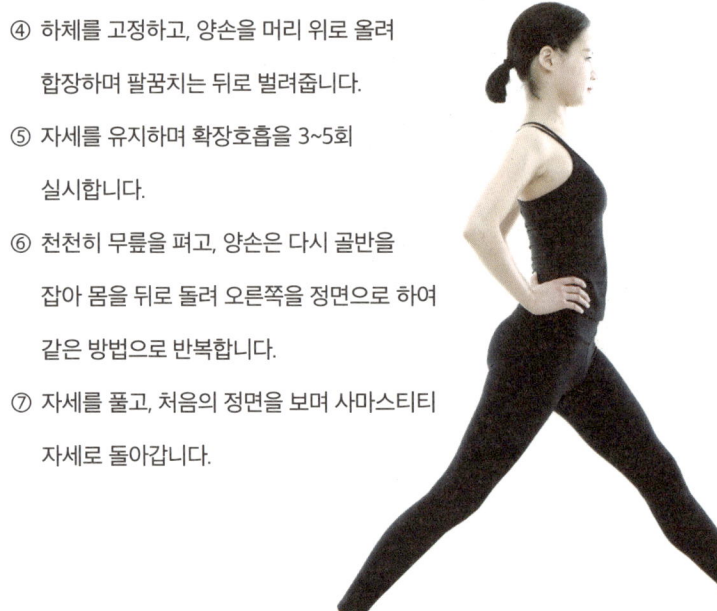

유의사항

이 강력한 자세는 체력을 올려주는 만큼, **체력을 많이 사용하게 하는 힘든 자세입니다.** 힘이 드는 느낌이 오면, 호흡의 횟수를 5회에서 3회로 줄여서 합니다.
발의 위치가 무척 중요한 자세입니다. 특히 앞 다리는 무릎이 과하게 구부러지지 않도록 보폭을 조절해야 하며, 앞발의 방향이 밖으로 벌어지지 않도록 1자로 하거나 약간 안으로 돌려 딛습니다. 특히나 이 자세는 **앞다리보다는 뒷다리가 포인트가 되어야** 안정적으로 체력을 강화시킬 수 있습니다. 앞다리는 적당한 무릎 굽힘과 올바른 발 방향을 맞춰주고, **진짜 힘은 뒷다리를 늘여서 발바닥보다는 특히 허벅지 근육에 힘을 집중시켜야** 중심근육을 강화시키는 효과를 볼 수 있습니다. 또한 정면에서 다리를 벌렸다가 **몸을 옆으로 돌릴 때, 발의 위치가 맞지 않아 다리가 꼬이는 현상을 주의해야** 합니다. 이때는 골반이 얼굴 방향으로 수평이 되어 정렬될 수 있도록 뒷다리를 밖으로 약간 벌려 딛습니다.

강해지는 치유요가!

서서 하는 자세 순서

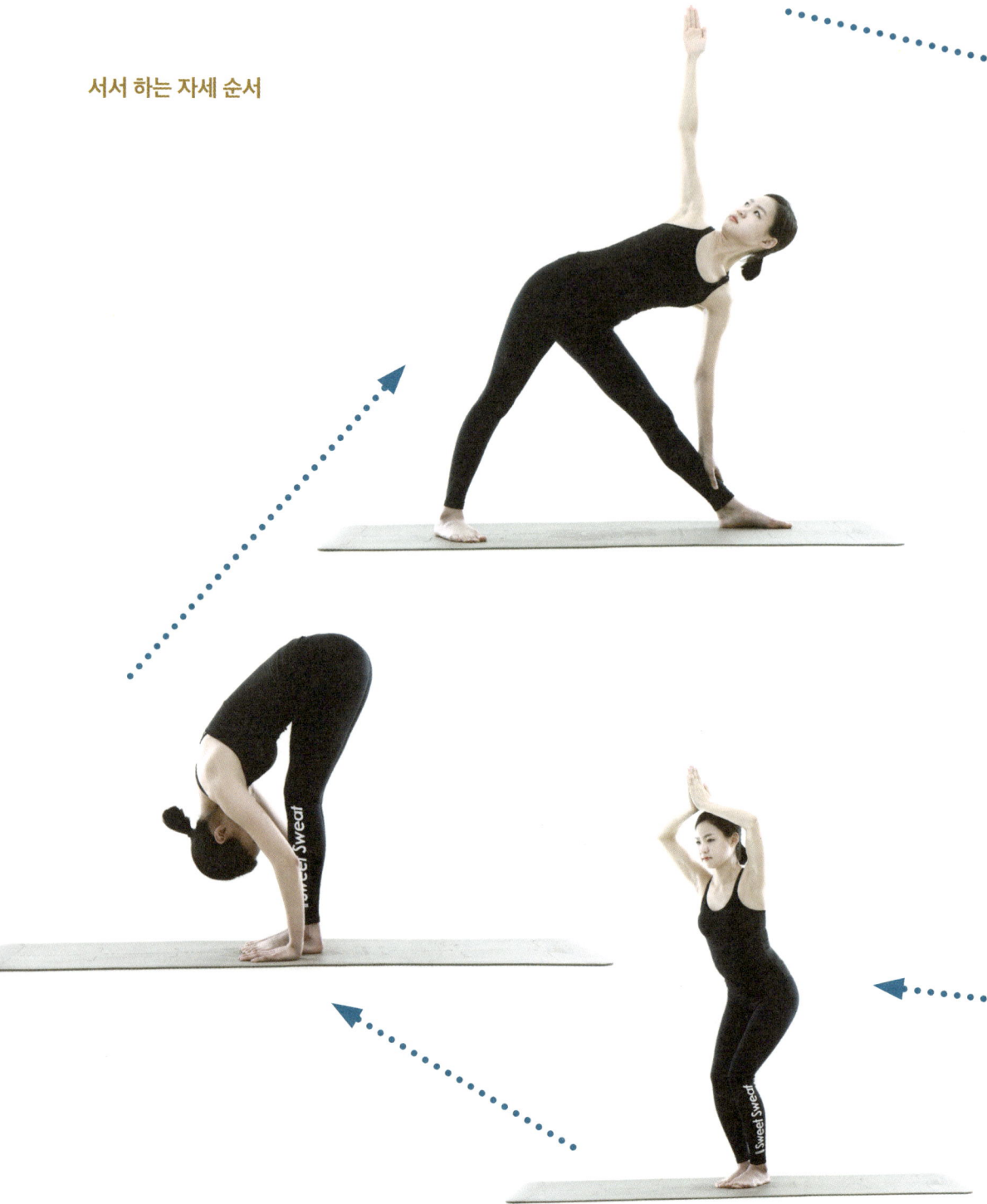

치유엔 요가, 요가엔 호흡 _자세만으론 치유되지 않는 우리 몸의 비밀

215

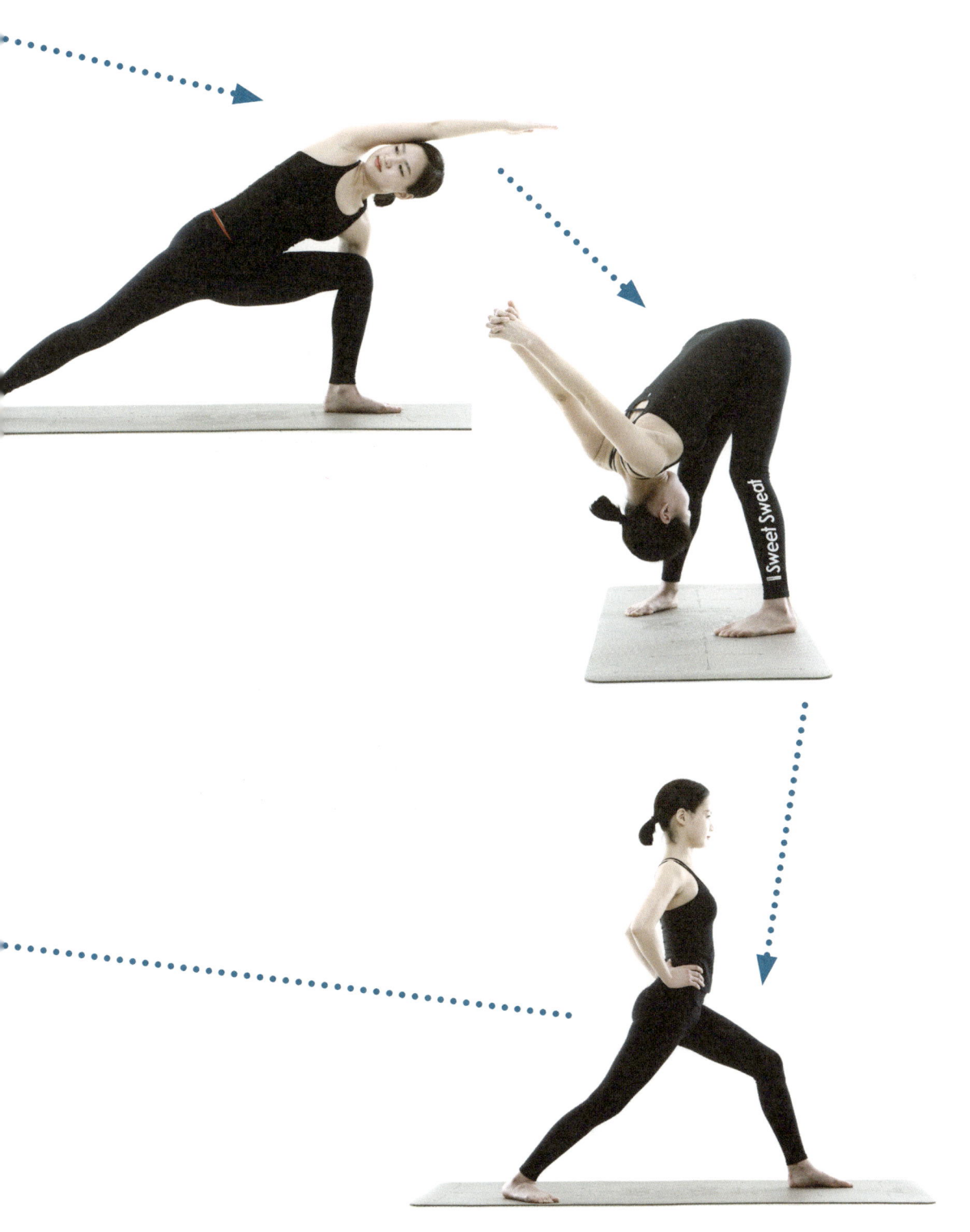

앉아서 하는 자세

다리의 피로를 풀고 하체 골격을 정렬하는 자세 - 자누 시르사아사나 (Janu Sirsasana)

① 한쪽 다리를 접어 허벅지에 붙여줍니다.
② 상체를 앞으로 기울여 양손으로 편 다리쪽 발을 잡습니다. (유연성이 부족하다면 요가 벨트나 끈을 이용해 앞발바닥에 걸어줍니다.)
③ 등을 펴고 턱은 당긴 상태로 시선은 발끝을 보며, 상체를 뒤로 세워 발끝을 몸 쪽으로 당겨줍니다.
④ 복부를 당겨 올린 상태로, 상체를 앞으로 기울여 허벅지와 복부가 가까이 가도록 자세를 잡고 확장호흡을 5회 정도 길고 천천히 실시합니다.
⑤ 천천히 자세를 풀고, 발을 바꾸어 반대쪽도 같은 방법으로 실시합니다.

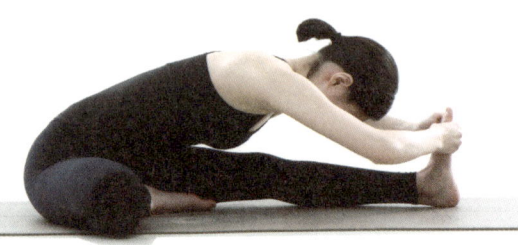

유의사항

상체를 앞으로 기울이는 자세들은 모두 다리근육의 유연성을 필요로 하는 자세들입니다. 상체를 앞으로 기울일 때 등이 구부러지게 되면, 골반과 등 근육이 늘어나면서 순수하게 다리 근육을 신장시키는 기능이 약해지게 됩니다. 상체를 기울이는

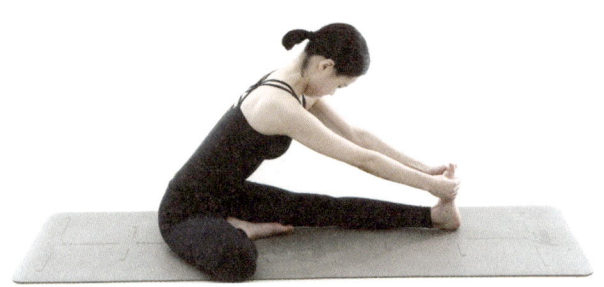

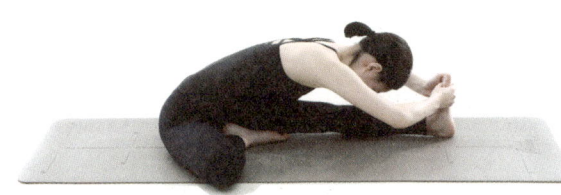

자세들에서는 반드시 등을 펴서 다리근육에만 충분한 자극이 가도록 해야 합니다. 이때 주의할 점은 충분한 자극이라는 것이 긴장을 풀기 위한 정도의 자극이지 몸에 무리를 주는 정도의 자극은 아니라는 점입니다. 통증이 느껴지거나 너무 강하게 하지 않도록 주의합니다.

유연성은 체력과 깊은 연관이 있습니다. 체력이 떨어지고 스트레스가 과해 버티는 근육이 과긴장하게 되면, 평상시에 잘 되던 자세가 절반도 되지 않는 경우도 많습니다. 이때는 자신이 평상시에 하던 대로 자세를 잡아서는 안 됩니다. 요가 강사들뿐 아니라 운동선수들이 그러다가 부상을 당하게 됩니다. 자신의 컨디션을 예민하게 인지하고 컨트롤하지 못하기 때문입니다. 많은 운동 지도자들이 이 부분에 문외한입니다. 유연성이 떨어지면 어떻게 대처해야하는지 전혀 경험이 없으니, 단순하게 좀 쉬면 나아질 거라고 생각하거나 정신력으로 극복하라고 다그치기 일쑤입니다. 일반인들의 경우에도, 스스로가 자신의 몸에 대부분 이렇게 해왔을 것입니다. 이제부터라도 유연성이 떨어지는 것은 버티는 근육의 지구력을 담당하는 체력이 떨어지는 것과 같다는 사실을 인지하여, 적극적인 호흡과 적절한 몸 관리를 해야만 합니다. 바로 요가를 통해서….

강해지는 치유요가!

다리의 순환을 통해 가슴까지 시원하게 만드는 자세 - 아르다 숩타 비라아사나

(Ardha Supta Virasana)

① 한쪽 다리를 밖으로 하여 뒤로 접고, 반대쪽 다리는 펴서 무릎과 무릎 사이를 최대한 가깝게 합니다. (접힌 발은 엉덩이 밖에 둡니다.)

② 양손을 몸 뒤로 짚으며, 상체를 뒤로 기울여 팔꿈치까지 바닥에 닿도록 해봅니다. (아직 유연성이 덜 확보됐다면 이 자세에서 허벅지 윗부분이 적당히 늘어나도록 손을 짚고, 팔꿈치를 적당히 조절하며 확장호흡을 5회 실시합니다.)

③ 가능하다면, 뒤로 누워서 양팔을 머리 위로 펴서 올리고 확장호흡을 5회 실시합니다.

④ 천천히 자세를 풀고, 다리를 바꾸어 같은 방법으로 실시합니다.

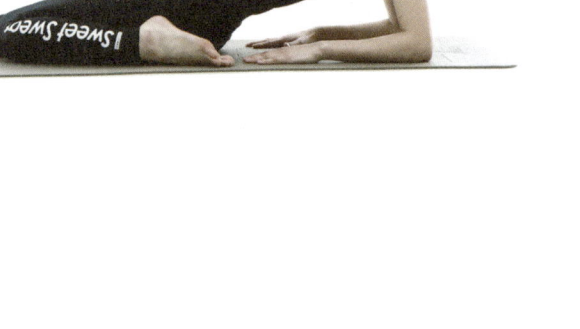

유의사항

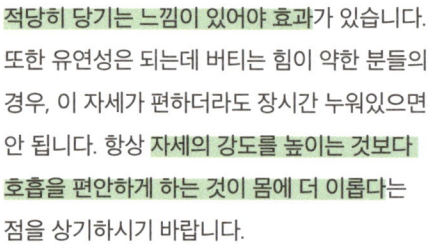

적당히 당기는 느낌이 있어야 효과가 있습니다. 또한 유연성은 되는데 버티는 힘이 약한 분들의 경우, 이 자세가 편하더라도 장시간 누워있으면 안 됩니다. 항상 자세의 강도를 높이는 것보다 호흡을 편안하게 하는 것이 몸에 더 이롭다는 점을 상기하시기 바랍니다.

치유엔 요가, 요가엔 호흡 _자세만으론 치유되지 않는 우리 몸의 비밀

누워서 하는 자세

멋진 엉덩이와 강한 등 근육을 위한 자세
- 드위빠다 삐탐 (Dwipada Pitham)

① 자리에 누워 무릎을 세우고, 양발을 골반 너비로 벌려 최대한 골반쪽으로 당겨줍니다.
② 양손으로 바닥을 밀며, 등과 허리, 엉덩이 다리 뒤쪽의 힘으로 골반을 위로 최대한 들어 올려줍니다.

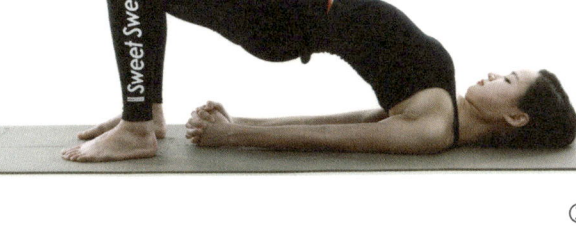

③ 턱을 당겨 배꼽을 보며, 양손을 등 뒤로 넣어 깍지를 낍니다.
④ 자세를 유지하며, 확장호흡을 5회 합니다.
⑤ 호흡이 끝나면, 깍지를 풀고 천천히 골반을 내려 잠시 호흡을 조절하며 근육을 쉬게 합니다.

유의사항

양발을 골반 너비 정도로 벌려주고, 무릎이 벌어지지 않도록 11자를 유지합니다. 어깨가 잘 벌어질 수 있도록 하여 깍지 낀 손을 최대한 발쪽으로 내려줍니다. 괄약근 조이기(물라반다), 복부당기기(우디야나반다), 턱당겨 목안쪽 조이기(잘란다라반다), 이 세 가지 반다를 함께 실시하면서 호흡을 하는 것과 그냥 자세만

강해지는 치유요가!

유지하고 있는 것은 효과에서 엄청난 차이를 불러 오게 됩니다. 까다롭더라도 자세와 반다, 호흡을 일치시키는 연습을 해보시기 바랍니다.

목과 머리, 등까지 풀어주는 목 늘이기 자세
- 숩타 그리바 산찰라나
(Supta Greeva Sanchalana)

① 바닥에 누워 무릎을 세우고, 양발을 골반 너비 정도로 벌려줍니다.
② 양손은 깍지를 껴서 머리 뒷부분에 댑니다.
③ 목과 복부에 힘을 빼고, 팔 힘만으로 뒷목을 늘이며 머리를 복부 쪽으로 당겨줍니다.
④ 자세를 유지하며, 확장호흡을 5회 실시합니다.
⑤ 자세를 풀고 누운 상태로, 잠시 온몸을 이완합니다.

유의사항

팔 힘으로 목을 당기면서 동시에 목과 복부에 힘을 뺀다는 것이 쉽지는 않을 것입니다. 자세를 잡았을 때 힘이 들어가는 근육과 힘을 빼는 근육을 잘 분리하는 연습을 통해 몸의 힘을 조절하는 기능을 향상시킬 수 있습니다. 꾸준히 연습하다보면 스스로 긴장을 풀어 '내 몸을 내 의지로' 조절할 수 있게 되는 날이 올 것입니다.

흉추를 바로잡아, 활력과 체력을 높여주는
물고기 자세 - 마쓰야아사나 (Matsyasana)

① 무릎을 세우고 누운 상태에서, 엉덩이를 살짝 들어 올려 양손이 겹치지 않게 하여 엉덩이 밑에 손목까지 넣습니다.
② 다리를 펴서 붙여주고 발끝을 몸 쪽으로 당기며 항문 쪽 괄약근을 가볍게 조여줍니다.
③ 팔꿈치로 바닥을 밀며 등을 위로 밀어 올려, 정수리를 바닥에 댑니다.
④ 가능한 범위에서 정수리를 허리 쪽으로 더 당겨줍니다. 자세를 유지하며, 확장호흡을 5회 실시합니다.
⑤ 자세를 풀고 잠시 몸을 이완합니다.

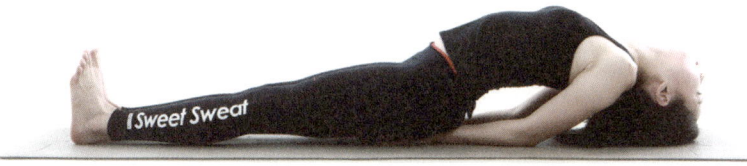

유의사항

등을 펴서 올려줄 수 있는 근육을 강화시키는 자세이므로, 무리되지 않게 자신이 할 수 있는 만큼 시도해봅니다. 이 자세에서 어지러움이 느껴진다면 자세가 만들어지지 않을 만큼 등이 경직되어 있거나, 뼈를 잡아주는 자세근이 지나치게 긴장되고 약해져 있는 상태이므로 등

하부에 낮은 베개를 받쳐주는 정도의 자세로 대체하시기 바랍니다. 물론 이런 상태라면 현재 레벨이 아닌 첫 번째로 돌아가셔야 합니다. 자세가 약하다고 느껴지는 분들은 손을 엉덩이 밑에 넣지 말고, 목과 등 근육만으로 자세를 완성하여 양손은 늑골을 감싸 팔꿈치를 바닥에 대도록 자세를 잡습니다. **가슴을 충분히 확장시키는 자세이므로 편안하고 깊게 확장호흡**을 합니다.

심리적 긴장까지 풀어주는 깊은 이완자세
- 사바아사나 (Savasana)

① 팔·다리를 사선으로 벌려 늘어뜨립니다.

② 머리에서 발끝까지 의식적으로 몸의 힘을 빼서 편안하게 이완합니다.

③ 편안하고 자연스럽게 호흡하면서 힘이 빠지지 않는 부위가 있다면 반복해서 이완합니다.

④ 떠오르는 생각은 그저 흘려보내고, 내 의식이 우주만큼 넓어져 확장되는 것을 상상해봅니다. 몸과 마음 깊숙한 곳까지 편안하게 이완되는 느낌을 떠올려보면서 휴식합니다.

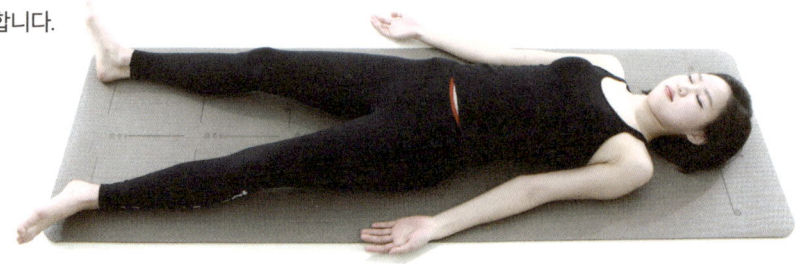

치유엔 요가, 요가엔 호흡 _자세만으론 치유되지 않는 우리 몸의 비밀

참고하세요

이 책에 소개된 몸풀기는 그 자체만으로도 하나의 체계를 이루고 있지만, Spine sequence Basic이라는 연결된 하나의 시스템과 함께하려면 최소한으로 줄여 시간과 효율을 높일 필요가 있습니다.

이때는 앞에 소개된 몸풀기를 전부 하는 것이 아니라, 호흡연습, 손목풀기, 발목풀기, 앞뒤 좌우 구르기만으로 간단하게 몸을 풀고 연결 아사나를 시작하시면 됩니다. 여기에 한 가지 더, 가슴을 확장시켜주는 '어깨풀기'를 넣으면 좋겠습니다.

시간이 촉박할 경우에는 첫 번째 레벨에 있는 자세로 몸을 풀어도 효과가 좋습니다. 자세들은 매일 할 수 있을 만큼 적당한 강도로 정리되었지만, 체력적으로 힘들거나 시간이 부족한 사람들은 일주일에 세 번 정도 반복해도 효과가 있습니다.

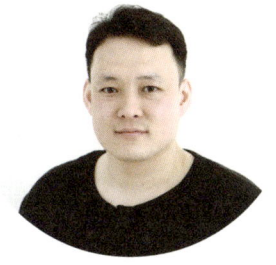

이 책을 보시는 모든 독자들이 치유요가와
확장호흡을 함께 수련하여
건강해지시길 진심으로 기원합니다

강해지는 치유요가!

진정한 휴식을 위한
의식적인 이완법

【 요가 니드라 】

몸을 의식적으로 이완하는 방법은, 속근육에 쌓인 긴장을 풀어주는 데 놀라운 효과가 있습니다. 속근육의 긴장은 우리 몸에서 일어나는 거의 대부분의 대사 작용에 영향을 주기 때문에 무척이나 중요합니다. 속근육 긴장을 풀 수 있는 몇 안 되는 방법들은 모두 자신의 몸을 의식적으로 인지하는 것부터 출발합니다. 우리가 그동안 피로와 긴장을 푸는 데 사용했던 방법들은 약물에 의존하거나 잠을 자는 정도였지만, 이런 방법으로는 몸속 깊은 곳의 속근육을 이완할 수 없습니다. 속근육의 긴장이 누적되면 잘못된 생활습관을 만들기도 하며 질병이 발생하기도 합니다.

긴장이 풀리기를 기다리거나 외부의 자극에 의존하는 방법이 아니라, 자신의 몸을 인지하여 스스로 긴장을 풀고 몸과 마음을 치유하는 능동적인 방법을 소개합니다. 몸의 조절을 통해 정신적, 육체적 변화를 추구하는 동서양의 모든 기법들은 '자신의 몸을 인지하는 기술'을 기본으로 합니다. 요가도 예외는 아니어서 몸을 인식하는 방법을 통해 명상법과 이완법이 각자의 목적에 맞게 여러 가지 방법으로 분화되었습니다. 그중에서도 몸을 이완하여 불편한 증상을 치유하고, 자신의 몸을 스스로 조절하는 능력으로 발전시키는 것이 요가 니드라(Yoga Nidra)입니다. '니드라'는 잠이란 뜻이지만, 실제로 잠을 자는 것이 아니라 의식적으로 몸의 각 부분을 인지하여 느끼고 이완하는 방법입니다. 스스로를 인지하여 의식적으로 몸을 이완시키는 방법은, 속근육의 피로와 긴장을 푸는 것뿐만 아니라, 심리적인 여러 가지 문제들도 해결할 수 있도록 도와줍니다.

치유엔 요가, 요가엔 호흡 _자세만으론 치유되지 않는 우리 몸의 비밀

뇌 과학자들은 현대인들이 겪고 있는 여러 가지 장애와 불편함이 긴장을 풀지 못해서 오는 불안과 피로에 있다고 보기도 합니다. 인체가 주변에서 오는 자극에 반응할 때, 현재의 상황을 위급상황으로 인식하게 되면 몸을 긴장시키고 불필요한 기능들은 둔화시켜 에너지와 주의를 집중하게 됩니다. 문제는 이러한 반응방식이 스트레스를 받을 때도 똑같이 일어난다는 점입니다. 항상 스트레스 속에서 사는 사람들의 몸은 계속 위급상황의 긴장이 가중된 상태로 살고 있는 것이죠.

이러한 반응방식은 스트레스 상황만이 아니라, 무언가에 집중할 때도 일어납니다. 어떤 일에 관심을 가지고 집중하게 되면, 우리의 몸은 그것을 처리하기 위해 그에 맞는 몸 상태로 바뀌게 됩니다. 즉, 몸을 긴장시키는 것이죠. 몸을 긴장시키는 것은 일을 처리하는 데 필요한 작용이지만, 항상 긴장 상태를 유지하다보니 긴장을 푸는 법을 잊어버리게 됩니다.

그래서 능동적으로 몸을 이완시키고, 주의를 확장하여 몸과 마음을 쉴 수 있도록 만들어주는 능동적인 방법이 필요합니다. '요가 니드라'는 능동적인 방법으로 몸과 함께 더 깊은 심리적인 차원까지 이완시킵니다. 하지만 요가 니드라는 자신이 원하는 것을 내면화하고 의식조절 능력을 극대화시키는 방법을 포함하고 있어 그 내용이 복잡하고 다양합니다. 많은 시간이 필요하여 일반인들이 접근하기에 수월하지 않습니다.

여기에서는 짧은 시간 안에 속근육의 긴장을 풀고, 신경계를 이완하여 양질의 휴식을 취할 수 있게 하는 핵심적인 내용만을 간략하게 소개합니다. 문구를 암기하여 순차적으로 몸을 이완시켜도 좋고, 내용을 녹음하여 이완과 휴식이 필요할 때 활용해도 좋습니다. 녹음하여 들을 때는 다음에 나올 문구를 생각하지 말고, 들리는 문구에 맞춰 몸을 느끼고 이완하는 데 집중하시기 바랍니다.

스마트폰으로 이 코드를 찍어 유튜브에 접속하시면 니드라를 위한 음성을 들으실 수 있습니다.

(1) 이완을 위한 준비

의식적인 이완방법은 주의를 몸으로 돌려, 내면의 느낌을 통해 긴장을 푸는 방법입니다. 특별한 준비가 필요한 것은 아니지만, 가능한 몸과 마음이 긴장을 풀 수 있는 여건을 만드는 것이 효과적입니다. 호흡을 단순히 자각하는 수준에서 머무는 것이 아니라, 의식적인 호흡과 함께 몸을 이완시키는 연습을 포함하고 있기 때문에, 등이 구부러지지 않게 이완할 수 있는 자세가 좋습니다.

- 최대한 주변을 정리하여 의식집중에 방해가 되지 않도록 합니다.
- 조명이 은은하고 조용하며, 눕거나 편하게 기댈 수 있는 장소와 위치를 선정합니다.
- 복장도 되도록 몸을 조이지 않는 편안한 상태로 만들어줍니다.
- 가급적이면 이완상태에서도 등이 펴진 상태를 유지합니다.
- 누울 경우에는 턱이 들리며 머리가 뒤로 젖혀지지 않도록 낮은 베개나 수건을 말아 받쳐줍니다.
- 처음에는 흉곽 전체를 확장시키는 의식적인 확장호흡을 하다가, 이후에 몸을 자각할 때는 호흡을 조절하지 않고 자연스럽게 일어나는 호흡을 그대로 두도록 합니다.
- 긴장을 풀 때 일시적으로 토식호흡(코로 들이쉬고, 입으로 내쉬는 방법)을 해도 좋은데 입으로 내쉴 때는 입술을 모아 숨이 천천히 나가도록 조절합니다. (코로 내쉬는 것이 더 편하게 느껴지는 분은 코로만 내쉬어도 무방합니다.)
- 들숨과 날숨은 되도록이면 같은 길이로 하세요.

(2) 이완하는 방법(Spine 자연치유 요가 니드라)

편안하게 눕거나, 몸을 기대 힘을 뺄 수 있는 자세를 만듭니다.

① 호흡과 함께하는 이완 연습

의식적인 호흡을 통해 긴장을 풀고 몸 깊은 곳까지 산소를 공급하면서 이완하는 방법입니다. 호흡은 천천히 진행하며, 익숙하지 않은 사람들은 호흡이 배로 내려가더라도 신경 쓰지 말고 점점 더 가슴을 확장하는 느낌에만 집중하시기 바랍니다.

> 온몸의 힘을 빼고, 편안한 상태를 유지합니다. 천천히 코로 들이쉬면서 가슴 전체를 부풀어 오르게 합니다. (더 이상 숨이 들어가지 않을 만큼 폐에 공기를 가득 채워줍니다.) 잠시 숨을 멈추었다가, 천천히 입으로 내쉬면서 가슴 전체와 어깨의 긴장을 풀어줍니다. 다시 천천히 들이마시고, 잠시 멈추었다가 천천히 입으로 내쉬면서, 팔과 다리의 힘을 빼고 편안한 상태를 만들어봅니다. 가슴을 최대한 부풀리며 천천히 들이마시고, 잠시 멈추었다가 코로 길게 내쉬면서 목과 어깨, 가슴 전체를 편안하게 이완합니다. 다시 가슴 전체를 부풀리며 천천히 들이마시고, 잠시 멈추었다가 길게 내쉬면서 팔과 다리 전체를 완전히 바닥에 내려놓고 힘을 빼서 이완해보세요. 몸에 힘이 잘 빠지지 않거나 긴장이 덜 풀렸다고 생각되면, 확장호흡과 함께 몸통, 팔다리 순으로 힘을 빼서 이완하는 연습을 수회 반복합니다. (호흡은 편안하게 하되, 천천히 진행하고 무리가 되지 않도록 하세요.)

② 의식 순환

안내되는 신체 부위에 의식을 두는 방법입니다. 강한 집중을 하는 것이 아니라 편안하게 느낌을 느껴보거나 신체 부위를 떠올리는 정도로 가볍게 하시기 바랍니다. 처음에는 잘 되지 않더라도 너무 빠르거나 너무 느리지 않게 적당한 속도로 의식을 신체 각 부위에서 다른 부위로 옮겨가는 연습을 해보세요. 긴장된 부분이 있다면 의식적으로 이완시키면서 자각을 진행합니다.

진정한 휴식을 위한 의식적인 이완법

몸 전체를 의식하면서 편안하게 이완합니다. 이마와 얼굴 전체를 의식해봅니다. 힘이 들어가 있는 부위가 있다면 의식적으로 힘을 빼고 이완시켜도 좋습니다. 뒷목과 어깨에 의식을 둡니다. 편안하게 이완하면서 느낌을 지켜봅니다. 오른손과 오른팔에 의식을 두고 편안하게 이완하면서 느낌을 지켜봅니다. 왼손과 왼팔에 의식을 두고 편안하게 이완하면서 팔의 느낌에 마음을 둡니다. 바닥에 닿아 있는 등과 허리에 의식을 두도록 합니다. 가슴부위에 의식을 집중합니다. 복부에 의식을 집중하시고, 복부 깊숙한 곳까지 편안하게 느껴보세요. 오른쪽 다리 전체에 의식을 두고, 허벅지와 아래쪽 다리와 발바닥까지 느껴봅니다. 왼쪽 다리 전체에 의식을 두고, 허벅지와 아래쪽 다리와 발바닥까지 느껴봅니다. 머리에서부터 발가락 끝까지 몸 전체를 동시에 느끼고 자각하면서 편안하게 이완합니다. 온몸을 점점 더 편안하게 이완하세요. 편하지 않은 느낌이 든다면 그 부위에 의식을 잠시 집중하여, 뭉쳐있던 근육이 풀리는 상상을 합니다. 실제로 약간의 힘을 넣었다가 빼는 방법으로 이완시켜도 무방합니다.

③ 의식 확장

의식을 확장하는 연습은 긴장을 풀고 뇌파를 안정시키는 데 효과가 큰 방법입니다. 감각이 조율되면서 공간인지에 대한 특이한 경험이 일어나기도 하지만, 다른 부분에 신경 쓰지 말고, 몸의 주변과 눈앞의 공간에 계속해서 의식을 두시기 바랍니다.

편안하게 눈을 감은 상태로, 눈앞에 비어 있는 내면의 공간을 자각해봅니다. 의식을 천천히 몸으로 확장해서, 내 몸 주변의 비어 있는 공간도 자각해봅니다. 내 몸 주변의 공간이 우주만큼 넓어지고 확장되는 느낌도 떠올려보세요.

④ 마무리

마무리는 천천히 진행하여 이완된 상태가 잘 유지되게 하세요.

숨 쉬고 있는 느낌에 의식을 둡니다. 충분히 이완된 자신의 몸을 자각해봅니다. 내 몸 주변의 공간과 소리를 자각해보세요. 손가락 발가락을 꼼지락거리며 가볍게 움직여봅니다. 잠시 휴식을 취해도 좋고, 천천히 몸을 움직여 의식적인 이완법을 마치면 됩니다.

(3) 의식적 이완법의 활용

여기 소개된 내용은 각 개인에 맞도록 횟수와 집중도를 조절해서 실시하셔도 무방합니다. 불편한 부위가 있다면 더 집중하고 적극적으로 이완하는 방법을 사용해도 좋습니다. 이때는 의식만 두지 말고 확장호흡도 함께 적용하시기를 권합니다.

이완법을 진행하는 도중에 잠이 들어도 괜찮습니다. 긴장이 풀리면서 잠이 오는 것이니 심각하게 생각할 필요는 없습니다. 점차 피로가 풀리면서 자신을 자각하는 힘도 강해지고 더불어 스스로의 몸을 조절하여 불편한 느낌을 조절할 수 있는 능력도 커질 것입니다.

치유요가 Q&A

Q. 치유요가는 다른 요가와 어떻게 다른가요?

다이어트와 흥미를 위주로 하는 최근 요가들과 다르게, 치유와 체력강화를 위한 적극적인 확장호흡과 체계적인 자세배열을 특징으로 합니다. 반드시 필요한 핵심 자세들을 반복하여 전체적인 체력과 순환능력을 높이는 요가입니다.

Q. 치유요가는 다이어트가 안 되는 건가요?

근본적으로 다이어트는 몸이 치유가 되어 건강해져야 성공할 수 있습니다. 요요현상을 막으려면 속부터 건강해져야 합니다. 지방을 빼는 것보다는 근육의 부기를 먼저 가라앉혀 순환이 잘 되게 만들면 자연스럽게 다이어트에 성공할 수 있습니다.

Q. 허리 디스크와 일자목인데 요가하면 좋아질 수 있을까요?

속근육의 과긴장이 원인이 된 모든 척추질환과 근골격계 통증은 요가를 통해 치유할 수 있습니다. 다만, 피트니스 요가나 다이어트가 목적인 요가들은 오히려 역효과를 불러올 수 있습니다. 치유요가는 그 어떤 치료 방법보다도 효과적입니다.

Q. 요가는 젊은 여성이나 유연한 사람만 할 수 있는 운동 아닌가요?

요가는 모든 사람에게 필요한 수련법이자, 심신단련방법입니다. 특히나 뻣뻣하고 아픈 사람들이 수련하여, 유연하고 건강해질 수 있는 유일한 방법입니다. 이 책에 소개한 방법처럼 자신이 할 수 있는 만큼을 쉬엄쉬엄 하다보면, 남녀노소 상관없이 어느새 개선된 몸과 마음상태를 경험할 수 있을 것입니다.

Q. 요가의 호흡은 복식호흡 아닌가요?

요가에서 하는 호흡 중에 횡격막만을 사용하는 복식호흡은 없습니다. 유파에 따라 차이가 있습니다만, 몸을 강화하기 위해 사용하는 호흡과 몸을 정화하기 위해 사용하는 방법들이 있을 뿐입니다. 자세한 내용은 본문에서 확인해 보시기 바랍니다.

치유엔 요가, 요가엔 호흡 _자세만으론 치유되지 않는 우리 몸의 비밀

Q. 확장호흡은 요가에서 하는 복식호흡의 일종인가요?

요가에는 횡격막을 사용하여 배를 내밀고 당기면서 하는 방식의 복식호흡이 없습니다. 이는 명상을 위해 자연스럽게 일어나는 아랫배의 기복을 관찰하는 호흡에서 유래된 것이지, 몸을 단련하기 위해 산소를 많이 공급하는 방식의 호흡으로는 적절하지 않기 때문입니다. 확장호흡이란 가슴을 확장하면서 폐의 활용도를 높여 몸을 강화시킬 때 산소를 충분히 공급할 수 있는 방식의 신체 단련용 요가 호흡법입니다.

Q. 아픈 사람이 하는(할 수 있는) 요가가 따로 있는 건가요?

네! 따로 있습니다. 처음에 요가는 오랜시간 앉아서 명상할 수 있는 건강한 몸을 만드는 수련이었습니다. 근래에는 적게 먹고 많이 움직여서 살을 빼는 다이어트 스타일이 주류를 이루게 되었습니다. 과연 이런 요가를 아프고 힘든 사람들이 할 수 있을까요? 아픈 사람은 아픈 사람이 할 수 있는 요가를 해야 효과를 볼 수 있습니다.

Q. 간단한 요가동작인 것 같은데 그것만으로 정말 치유가 되나요?

세계에서 가장 높은 난이도의 아쉬탕가 빈야사 요가는 멋져보이는 점프와 호흡소리 따위가 아닌, 자극을 적절하게 집중하고 반복하는 방식입니다. 치유에 도움이 되는 자세들은 간단해 보이지만, 수련을 반복할수록 간단하지 않다는 것을 알게 될 것입니다. 처음에는 간단하게 시작한 자세들을 반복할수록 수련자의 몸이 나날이 달라지는 놀라움을 경험하게 될 것입니다.

Q. 책만 보고 혼자 해도 치유효과가 있을까요?

당연히 있습니다. 책에 나와 있는 내용을 얼마나 이해하고 있는지에 따라 효과가 달라질수는 있겠지만, 본인이 할 수 있는 만큼 일주일에 세 번이상 꾸준히 실천한다면, 분명 기대 이상의 효과가 나타날 것입니다.

Q. 누구나 치유요가의 기적을 경험할 수 있나요?

아쉬탕가 빈야사 요가를 정리한 '파타비조이스' 선생님은 이런 말씀을 하셨습니다. "요가를 게을러서 못하는 사람은 있어도, 할 수 없는 사람은 없다." 속근육의 특성상 치유가 어느 정도 수준 이상 완성되려면 많은 시간이 필요하지만, 그 긴시간을 버텨내는 의지와 치유에 대한 확신은 단기간에 만들어질 수 있습니다.

치유엔 요가, 요가엔 호흡
(자세만으론 치유되지 않는 우리 몸의 비밀)

초판 1쇄 발행 2017년 10월 10일

지은이 권익선
펴낸곳 리마커블
펴낸이 김일희

아사나 모델 박종섭, 최선화, 김영은, 이다예
아사나 사진 코즈(천상만 실장)
일러스트 김현정

기획편집 김부장
디자인 서당개

요가복 협찬 어썸스웨티(AWESOME SWEATY 이경아 실장)

주문처 신한전문서적
전화 031-919-9851
팩시밀리 031-919-9852

리마커블은 ㈜퍼플카우콘텐츠그룹의 단행본 출판 브랜드입니다.

출판신고 2008년 03월 04일 제2008-000021호
주소 서울특별시 영등포구 도림로 464, 1-1201 (우)07296
대표전화 070-4202-9369
팩시밀리 02-6442-9369
이메일 4best2go@gmail.com

Copyright ⓒ 권익선 2017, Printed in Seoul, Korea
저작권법에 의해 보호 받는 저작물이므로 무단전재와 복제를 금합니다.

ISBN 978-89-97838-95-0 (13510)

책값은 뒤표지에 있습니다.
잘못된 책은 구입한 곳에서 바꾸어 드립니다.

잊을 수 없는 책, 리마커블! Remarkable